Rajat Kansal
Nitin Sethi
Anuj Sharma

Relação cêntrica e suas polêmicas

Rajat Kansal
Nitin Sethi
Anuj Sharma

Relação cêntrica e suas polêmicas

ScienciaScripts

Imprint

Any brand names and product names mentioned in this book are subject to trademark, brand or patent protection and are trademarks or registered trademarks of their respective holders. The use of brand names, product names, common names, trade names, product descriptions etc. even without a particular marking in this work is in no way to be construed to mean that such names may be regarded as unrestricted in respect of trademark and brand protection legislation and could thus be used by anyone.

Cover image: www.ingimage.com

This book is a translation from the original published under ISBN 978-620-8-22296-3.

Publisher:
Sciencia Scripts
is a trademark of
Dodo Books Indian Ocean Ltd. and OmniScriptum S.R.L publishing group

120 High Road, East Finchley, London, N2 9ED, United Kingdom
Str. Armeneasca 28/1, office 1, Chisinau MD-2012, Republic of Moldova, Europe
Printed at: see last page
ISBN: 978-620-4-37133-7

Copyright © Rajat Kansal, Nitin Sethi, Anuj Sharma
Copyright © 2024 Dodo Books Indian Ocean Ltd. and OmniScriptum S.R.L publishing group

<u>RECONHECIMENTO</u>

"Ao exprimirmos a nossa gratidão, nunca devemos esquecer que o maior apreço não consiste em proferir palavras, mas em viver com elas".

Este empreendimento não teria sido possível sem a graça e as bênçãos de Deus.

Foi um privilégio e uma honra trabalhar sob a orientação amável e a vigilância atenta do meu respeitado orientador, **Dr. ANUJ SHARMA (Professor).** A sua paciência, a sua presença carinhosa, o seu encorajamento e a sua orientação tornaram possível a realização desta dissertação. O seu encorajamento contínuo ajudou-me imenso na realização deste trabalho. Ficarei sempre em dívida e grato a ele.

Gostaria de apresentar os meus sinceros agradecimentos ao meu co-orientador, **Dr. NITIN SETHI (Professor)**, pelo seu apoio e orientação infalíveis. O seu vasto conhecimento e experiência no campo da Dentisteria Protética e Implantologia, o seu encorajamento, atitude atenciosa, motivação e capacidade de fornecer soluções simples para problemas complexos continuarão a ser uma fonte de inspiração para os anos vindouros.

Estou muito grato aos meus respeitados professores **Dr. PARIKSHIT GUPT (Leitor), Dr. RS DHALL (Professor)** e **Dr. ABHISHEK SHARMA (Sr. Lec)** pela sua paciência e orientação inesgotável, sugestões valiosas e avaliação crítica da minha dissertação em todas as fases deste projeto. Interessaram-se genuína e vivamente pelo meu trabalho e deram qualidade a esta dissertação.

Agradeço sinceramente ao nosso honrado Presidente, **Dr. V.K GUPTA**, e ao Diretor, **Dr. GAURAV GUPTA**, pelas suas amáveis bênçãos que sempre nos concederam.

Estou grato ao nosso honorável Presidente, **Sr. YATHARTH GUPTA,** e ao Diretor, **Dr. PREETI GUPTA**, por me terem permitido realizar a presente investigação neste prestigiado instituto e por me terem dado todo o apoio e orientação *necessários, sempre que solicitado. Gostaria também de agradecer as suas sugestões oportunas, com bondade, entusiasmo e dinamismo, que me permitiram concluir esta dissertação.*

Gostaria de agradecer sinceramente ao nosso Diretor, **Dr. RAJAN GUPTA,** *pelo seu apoio e encorajamento contínuo.*

Acima de tudo, gostaria de agradecer à minha família, aos meus pais, **Sr. Parveen Kansal** *e* **Sra. Shiksha Kansal,** *e aos meus avós,* **Sr. Amrit Lal, Sra. Kamla Rani, Sr. Omprakash e Sra. Premi Devi,** *que sempre me deram apoio incondicional e amor para me ajudarem a realizar os meus sonhos e sem os quais não teria sido capaz de alcançar este objetivo.*

Tenho uma dívida especial de gratidão para com os meus superiores, **Dr. Vishal, Dr. Nani Mudo, Dr. Paramjeet Kour, Dr. Nisha Panwar e Dr. Namrata Gurung,** *pela sua cooperação, e para com os meus colegas,* **Dr. Danish Chauhan, Dr. Princy Agrawal, Dr. Varishu Tewari e Dr. Chuzotalu,** *pelo seu apoio e ajuda contínuos.*

Gostaria também de estender a minha gratidão à **Dra. Eva Jain,** *à* **Dra. Niharika,** *ao* **Dr. Kaustubh,** *ao* **Dr. Krishan Pal,** *ao* **Dr. Gagandeep Mittal** *e à* **Dra. Dilgeer Kaur,** *por me terem suportado e ajudado.*

Gostaria também de agradecer aos nossos bibliotecários, **Sr. Sandeep Pal** *e* **Sr. Rajender Singh,** *que trabalharam arduamente para me ajudar na minha investigação.*

Gostaria também de agradecer ao **Sr. Sohan Singh Panwar** *e ao* **Sr. Sandeep** *pela sua atitude sempre prestável e pela coordenação do meu trabalho.*

Por último, gostaria de aproveitar a oportunidade para agradecer a todos os meus professores, familiares e amigos que me ajudaram neste projeto. As minhas desculpas a todas as pessoas que me ajudaram e que não mencionei aqui. Também lhes estou grato.

Dr. RAJAT KANSAL

Índice

<u>INTRODUÇÃO</u>

O âmbito da Prostodontia é muito vasto. Vai desde as próteses completas convencionais às próteses parciais fixas e amovíveis, passando pelos implantes, até às reabilitações de toda a boca, etc. Desde o nascimento até à velhice, o corpo passa por uma mudança. À medida que o crescimento ocorre, também se registam alterações no aparelho mastigatório. A eficiência mastigatória e o desempenho mastigatório variam consoante os diferentes grupos etários. O desenvolvimento de um padrão oclusal ideal para a restauração numa posição mandibular aceitável é de extrema importância para o desempenho ótimo do aparelho mastigatório.

O mecanismo de mastigação é composto pela maxila, mandíbula, ATM, os dentes com o seu ligamento periodontal de revestimento e o mecanismo neuromuscular. Coletivamente, são conhecidos como o aparelho mastigatório. O aparelho mastigatório deve ser tratado como uma unidade. Este é o princípio fundamental e a filosofia da ciência da oclusão[1] . De acordo com o princípio de Devan, o nosso principal objetivo é a preservação. Seguindo este princípio e também para proporcionar conforto ao paciente, o desenvolvimento de qualquer oclusão deve estar em harmonia com os movimentos mandibulares. Se fabricarmos próteses que não estejam em harmonia com os movimentos da articulação temporomandibular, haverá um stress e uma tensão graves que conduzirão ao desconforto. Assim, a relação da mandíbula é registada para medir a extensibilidade e o movimento permitidos pela ATM do doente.

As próteses completas devem funcionar como a dentição natural. A mastigação, a fala e a aparência dependem da relação vertical e horizontal específica entre a mandíbula e a maxila. A menos que estas relações sejam corretamente verificadas, registadas e transferidas para o articulador, a prótese pode falhar. Nos pacientes edêntulos, muitos dos receptores que iniciam os impulsos que criam padrões de memória para o posicionamento mandibular foram perdidos. Por conseguinte, o paciente edêntulo perde muito do controlo de orientação dos movimentos mandibulares e é muito mais provável que os seus dentes entrem em contacto em relação cêntrica do que os do paciente dentado. Mesmo para restaurações fixas, reabilitações de boca inteira e restaurações de implantes, estas relações têm de ser devidamente registadas e transferidas para o articulador. Por conseguinte, os princípios de uma boa oclusão aplicam-se tanto aos doentes dentados como aos desdentados.

Existem várias relações de mandíbulas que devem ser registadas, ou seja, relações de orientação, verticais e horizontais. Mas entre as relações horizontais, a relação cêntrica é uma relação única. É necessário compreender a relação cêntrica em pormenor, bem como o seu significado em relação a várias restaurações em Dentisteria Protética. Trata-se de uma posição repetível, reproduzível, sem tensão e estável da mandíbula em relação ao maxilar, a partir da qual a mandíbula se move excentricamente. Portanto, é o ponto de partida de todos os movimentos mandibulares. Estas localizações são importantes para todas as restaurações protéticas e têm de ser registadas com precisão. Por este motivo, a relação cêntrica tem de ser verificada na perfeição.

A relação cêntrica, com toda a sua importância, não está isenta de controvérsias. A definição tem mudado a cada nova edição do Glossário de Termos de Dentisteria Protética. Os autores definiram-na de diferentes formas. A posição condilar na fossa glenoide tem sido motivo de controvérsia. Mesmo no que diz respeito ao seu valor de registo, aos métodos e materiais para o registar, ao tipo de oclusão na relação registada, diferentes autores têm diferentes pontos de vista. Foram descritos vários métodos de registo da relação cêntrica e vários autores teceram críticas consideráveis a cada método. Através desta dissertação da biblioteca, tentámos realçar estas controvérsias.

DEFINIÇÕES DE RELAÇÃO CÊNTRICA

- Atualmente, existem mais de 40 definições de Centric Relation.

- Alguns dos mais importantes são apresentados a seguir.

O dicionário define Centric da seguinte forma:-.

1. Colocado no centro ou no meio, central

2. Pertencente a, ou caracterizado por, um centro.

Outros termos sugeridos para a relação centrada

1. Centricidade mandibular

2. Posição centro maxilomandibular

3. Encerramento do bordo posterior

4. Fecho descontraído

5. Posição do suporte

6. Posição da dobradiça

7. Posição dos ligamentos

8. Posição de contacto recuado

McCollum (1920)[2] -

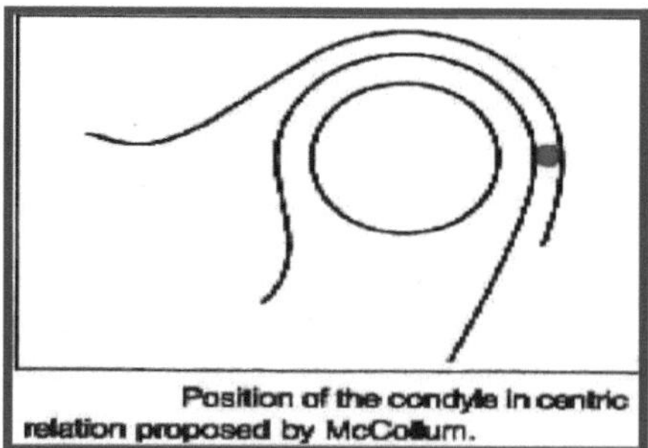

Ele demonstrou que os côndilos executavam um movimento de dobradiça rotacional puro quando o operador guiava a mandíbula para posicionar os côndilos na posição mais retruída na fossa glenoide. McCollum designou esta posição como Relação Cêntrica e foi o primeiro a registar o eixo de articulação da mandíbula.

Schlosser (1941)[3] -

A relação cêntrica é a posição da mandíbula em que os côndilos repousam nos seus respectivos encaixes ou fossas, a partir da qual todos os movimentos laterais e protrusivos da mandíbula têm início em condições normais e à qual regressam ou onde terminam após a conclusão de qualquer um dos vários movimentos excursivos.

Thompson (1949) -[4]

Apresentou a teoria da posição de repouso para a relação cêntrica - Quando a mandíbula assume a posição de repouso, está em relação cêntrica.

W. Craddock (1951)[5] - (2nd edition)

A relação cêntrica em posição de repouso existe quando a mandíbula está na sua posição habitual mais retruída, com ambos os côndilos a ocuparem a sua posição funcional distal sem tensão na fossa glenoide, mas enquanto a oclusão cêntrica é uma posição funcional e de trabalho alcançada momentaneamente durante a mastigação e a deglutição.

A relação cêntrica é uma posição de repouso ou relaxamento em que as várias forças musculares que actuam sobre a mandíbula se encontram num estado de equilíbrio. Esta condição de equilíbrio muscular serve para relacionar a mandíbula com o crânio, não só lateralmente e antero-posteriormente, mas também verticalmente, ou seja, determina uma certa separação ou abertura vertical da mandíbula.

Posselt (1952) 6-

Os movimentos dos bordos da mandíbula são reproduzíveis e todos os outros movimentos ocorrem no âmbito dos bordos. Quando a mandíbula é mantida na posição mais retruída pelo doente ou pelo operador, pode ser registado um movimento de charneira no plano sagital no ponto incisivo. Este movimento é designado por movimento de charneira terminal. A relação da mandíbula é referida como relação cêntrica, posição de charneira, posição retruída. Trata-se de uma relação de osso para osso.

Mais acima, posição condilar mais recuada-Granger (1952)[7] -

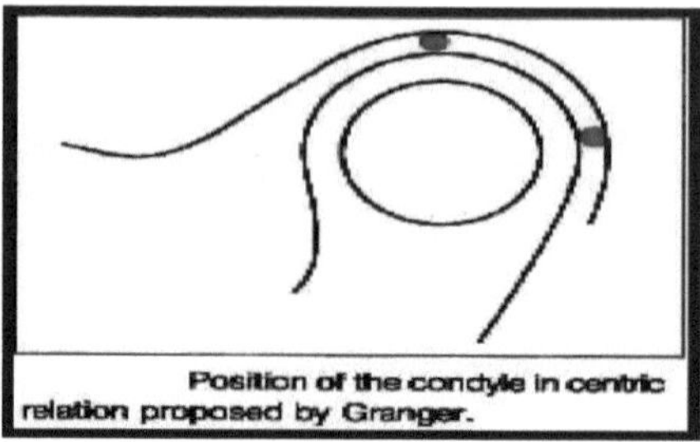

Um segundo componente, nomeadamente uma posição mais superior, foi considerado necessário para o suporte, uma vez que o côndilo era instável quando se encontrava apenas na posição mais posterior.

Boucher (1953)[8] -

A relação cêntrica pode ser definida como a relação mais posterior do maxilar inferior com o maxilar superior, a partir da qual podem ser efectuados movimentos laterais numa determinada dimensão vertical.

Sicher (1954)[9] -

O eixo da charneira está sempre numa relação fixa com a mandíbula, mas porque os côndilos podem mover-se para a frente, nem sempre está numa relação fixa com a maxila. Isso ocorre quando os côndilos estão na sua posição mais retruída.

Swenson (1959)[10] - 4th edition

A relação cêntrica pode ser definida como a posição mais retruída e sem tensão dos côndilos na fossa glenoide num determinado grau de abertura.

Boos (1959)[11] -

A relação cêntrica é a relação estática normal da mandíbula com a maxila, a fossa glenoide e o mecanismo neuromuscular. A posição é tridimensional, incluindo a altura (vertical), a largura (lateral) e a profundidade (horizontal).

**Posição condilar mais recuada, mais alta, mais média - Stuart (1969) [RUM]
posição[12] -**

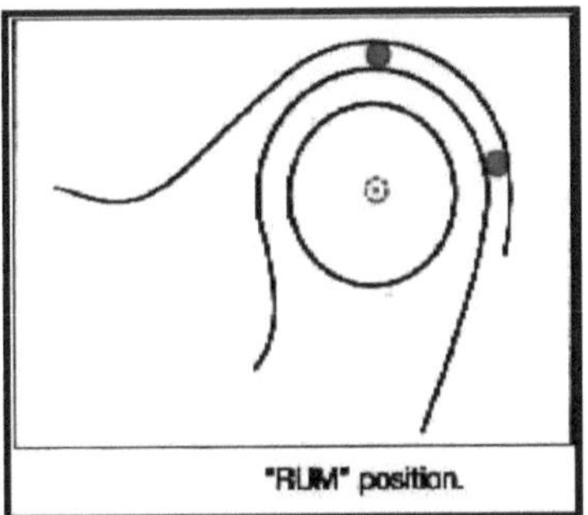

Foi adicionado um componente medial para uma posição condilar estável
(posição tridimensional). Foi considerada uma posição condilar fisiológica e
harmoniosa com a oclusão cêntrica. A posição RUM foi mais tarde aceite pela
Academia Internacional de Gnatologia.

Cinzas (1971) [13]

A relação cêntrica pode ser definida como uma relação entre a maxila e a
mandíbula em que se pensa que os côndilos e o disco estão na posição mais média e
superior.

É a relação clinicamente determinada da mandíbula com a maxila quando os
conjuntos de discos do côndilo são posicionados na sua posição mais superior na fossa
mandibular e contra a inclinação distal da eminência articular.

Ramsfjord (1971) [13]

A relação cêntrica pode ser definida como uma posição clinicamente
determinada da mandíbula, colocando ambos os côndilos na sua posição superior
anterior. Isto pode ser determinado em doentes sem dor ou distúrbios na articulação
temporomandibular.

Lang (1973) -[13]

A relação da mandíbula com a maxila quando os côndilos estão na posição
mais superior e mais posterior na fossa glenoide é uma relação cêntrica.

Esta posição pode não ser registada na presença de disfunção do sistema mastigatório.

Sociedade Americana de Equilíbrio (1977)[14] -

Contestou a posição RUM por se considerar que exercia pressão sobre o tecido retrodiscal na zona bilaminar e propôs a posição mais anterior e superior do côndilo, oposta à inclinação da eminência articular.

Celenza (1978)[15] -

Celenza afirmou que o conjunto do disco do côndilo estava apoiado superiormente e anteriormente contra a inclinação posterior da eminência. Atualmente, esta é amplamente aceite como a posição condilar ideal na relação cêntrica da mandíbula.

The glossary of Occlusal Terms, Academia Internacional de Gnatologia (1979)[16] -

A relação cêntrica é a relação da mandíbula com a maxila quando os côndilos estão nas suas posições mais posterior, superior e média na fossa glenoide. A relação cêntrica pode existir numa série de aberturas da mandíbula e não é violada até os côndilos deixarem as suas posições posteriores nas fossas glenóides. É a posição de dobradiça sem tensão da mandíbula.

Sociedade Americana de Equilíbrio (1987)[17] -

A Sociedade Americana de Equilíbrio reviu a sua definição anterior e considerou que os côndilos se articulam com a porção avascular mais fina do disco na posição anterior mais superior da vertente dorsal da eminência.

<u>GLOSSÁRIO DE TERMOS DE PRÓTESE DENTÁRIA</u>

<u>Glossário de termos de prótese dentária (5) 3≥[1]</u>

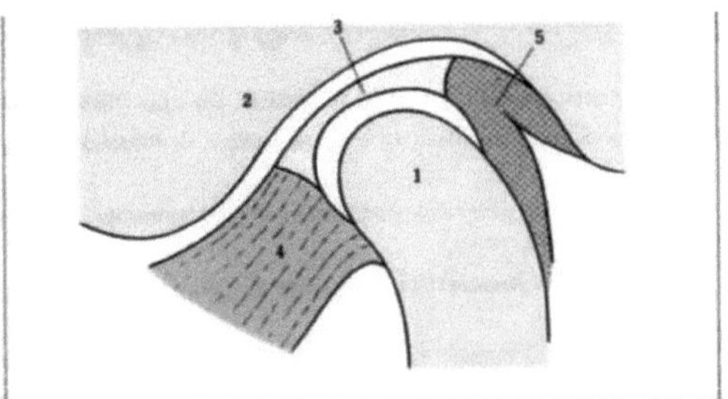

The condyle is braced anteriorly and superiorly against the disk within the glenoid fossa. 1: condyle; 2: glenoid fossa; 3: disk; 4: superior head of lateral pterygoid muscle; 5: bilaminar zone.

A relação cêntrica pode ser definida como a relação maxilomandibular em que os côndilos se articulam com a posição avascular mais fina do respetivo disco, com o complexo na posição anterior superior contra as vertentes da eminência articular. Esta posição é independente do contacto dentário.

Esta posição é clinicamente discernível quando a mandíbula é direcionada superiormente e anteriormente.

Limita-se ao movimento puramente rotativo em torno do eixo horizontal transversal.

Glossário de termos de prótese dentária (1) [1956] -[18]

A relação mais retruída da mandíbula com a maxila quando os côndilos se encontram na posição mais posterior e sem tensão na fossa glenoide, a partir da qual pode ser efectuado um movimento lateral, num determinado grau de separação da mandíbula.

Glossário de termos de prótese dentária (2) -[19]

A relação fisiológica mais retruída da mandíbula com a maxila para e a partir da qual o indivíduo pode efetuar movimentos laterais.

Glossário de termos de prótese dentária (3) - Heartwel (1968)[21] -

Relação mais retruída da mandíbula com a maxila quando os côndilos estão na posição mais posterior e sem tensão da fossa glenoide a partir da qual o movimento lateral pode ser efectuado num determinado grau de separação da mandíbula.

Glossário de termos de prótese dentária (4)[22] -

A relação cêntrica pode ser definida como a posição mais posterior do maxilar inferior em relação ao maxilar superior a partir da qual é possível efetuar um movimento lateral numa determinada dimensão vertical.

Glossário de termos de prótese dentária (6)[23] -

A relação cêntrica pode ser definida como a relação entre a mandíbula e a maxila quando os côndilos se encontram na posição mais superior e mais recuada na fossa glenoide.

Glossário de termos de prótese dentária (7)[24]

A relação cêntrica pode ser definida como a posição clinicamente determinada da mandíbula, colocando ambos os côndilos na posição superior anterior. Esta posição pode ser determinada num doente sem alterações dolorosas na articulação temporomandibular.

INTERPRETAÇÃO DA DEFINIÇÃO E CONTROVÉRSIAS ASSOCIADOS[25]

A partir das definições, torna-se claro que existem duas escolas básicas de pensamento relativamente à relação cêntrica. As definições anteriores mencionam uma posição mais posterior dos côndilos na fossa glenoide, enquanto a última fala de uma posição ântero-superior dos côndilos contra as encostas da eminência articular. Surpreendentemente, a diferença entre estas duas posições é muito insignificante. (Celenza 0.3mm, Hobo 0.2mm)

Embora se compreenda basicamente que a relação cêntrica é uma posição de dobradiça retrógrada e reproduzível da mandíbula em relação à maxila, foram expressas várias opiniões contrárias a esta crença nos últimos anos. Alguns contestaram a opinião popular de que os côndilos estão situados na posição mais posterior e superior da fossa glenoide e defendem que a posição condilar em relação cêntrica é mais superior e anterior.

Este facto foi tido em consideração nas definições recentes da posição da relação cêntrica. A definição retrógrada do conceito de relação cêntrica, que gozou da confiança de estudantes, professores e clínicos de medicina dentária do passado e do presente durante meio século, foi substituída por uma nova definição. Esta nova definição encontrou um lugar em livros de texto recentes e noutra literatura relevante sobre este assunto. A relação cêntrica é um posicionamento corporal do maxilar inferior contra o maxilar superior. Clinicamente, esta posição pode ser alcançada se o conceito de retrusão for aceite.

A relação cêntrica deve ser considerada como uma posição funcional e não como uma posição estática na fossa glenoide. A partir da sua posição retruída permitida, o côndilo é apoiado antero-superiormente contra a vertente distal da eminência. Na posição estática, a mandíbula está numa localização retruída e, durante a função, os côndilos são apoiados ântero-superiormente contra a vertente distal da eminência. A posição RUM e antero-superior do côndilo representa a posição morfológica do côndilo na articulação. É desejável que o côndilo funcione numa posição de contraventamento anterior-superior e não num contraventamento superior recuado. O apoio posterior é prejudicial para as estruturas retrodiscais. Se isto for tido em consideração, não há qualquer argumento entre a definição anterior e a atual de Relação Cêntrica.

A nova definição refere-se ao posicionamento do côndilo na direção ântero-superior durante a função e não na posição RUM. Qualquer que seja a posição do côndilo, a mandíbula ainda está na sua posição mais retruída durante a cêntrica. Quando aplicamos a presente definição à prática clínica, esta deve ser vista como a mandíbula colocada na sua posição retruída. Se assim não for, como proceder para registar a Relação Cêntrica? Portanto, a discordância é apenas quanto ao posicionamento condilar e não quanto à posição mandibular na Relação Cêntrica.

Durante a contração ântero-superior do côndilo, o corpo da mandíbula está na sua posição retruída ou, por outras palavras, quando a mandíbula está na posição retruída, os côndilos estão na posição ântero-superior e não na posição RUM. Se isto for tido em consideração, não há qualquer controvérsia.

Duas caraterísticas da relação cêntrica - Em primeiro lugar, a relação cêntrica é uma posição mandibular retruída em que os côndilos estão localizados na sua posição mais posterior na fossa glenoide, tanto quanto os ligamentos e os músculos da articulação temporomandibular o permitam, ou uma posição ântero-superior dos côndilos contra as vertentes da eminência articular. Em segundo lugar, em posição cêntrica, os côndilos exibem rotação pura sem qualquer translação e a mandíbula move-se num movimento de dobradiça a uma distância de 2,0 a 2,5 cm na incisal no plano sagital. Esta caraterística retrusão mandibular ou relação condilar ântero-superior, juntamente com o conceito de eixo de dobradiça da relação cêntrica, diferencia-a de outras posições excêntricas da mandíbula.

O termo posição mais recuada, refere-se a uma posição relativamente retruída onde a cabeça do côndilo se acomoda sem provocar qualquer tensão no ligamento temporomandibular. Não significa que seja a posição mais retruída na fossa glenoide. De facto, a posição mais retruída do côndilo produzirá uma quantidade considerável de tensão nos ligamentos e causará dor. Pode também comprimir a zona retrodiscal ou a zona bilaminar. O termo "sem tensão" refere-se à tensão nos ligamentos e não nos músculos. A posição de repouso é a única posição sem tensão dos músculos. Em todas as outras posições existe uma contração tónica.

A relação cêntrica é a posição corporal do maxilar inferior contra o maxilar superior. Clinicamente, esta posição pode ser obtida se o conceito de retrusão for aceite. A posição condilar é uma posição intra-articular e não pode ser visualizada clinicamente.

Duas interpretações da relação cêntrica - (relação cêntrica Articulador Vs Invivo) [25]

Uma relação centrada na estática deve ser diferenciada de uma relação centrada no poder dinâmico.

1) **Relação cêntrica estática** (maioritariamente cêntrica mandibular) - uma situação de articulador com moldes montados - O cêntrico mandibular é a relação mandibular maxilar.

2) **Relação cêntrica dinâmica** (um cêntrico condilar) - uma situação invivo - O cêntrico condilar é a relação do disco condilar com a fossa/eminência.

A relação cêntrica deve ser entendida como um termo complexo, com duas dimensões, condilar e mandibular. A posição do côndilo deve ser diferenciada da posição mandibular.

Estes componentes são designados coletivamente por **duplo centrado**. Ambos os componentes acima referidos coexistem e são coletivamente designados por relação cêntrica.

A relação cêntrica não tem qualquer função - uma suposição realista:

Embora a relação cêntrica seja considerada como a posição terminal no ato de mastigação, não contribui diretamente para a mastigação. Na realidade, os dentes não entram em contacto durante a mastigação. Thompson[4] demonstrou que os dentes não devem e não precisam de entrar em contacto durante a mastigação e que uma porção do bolo alimentar está sempre presente entre os dentes superiores e inferiores durante a mastigação.

Anteriormente, Stuart[26] também afirmou que todas as funções mastigatórias da mandíbula estão na frente da relação cêntrica antes de a mandíbula atingir a relação cêntrica. Também mencionou que "ao colocar interferências, desvios e contactos prematuros no caminho para a relação cêntrica, não permitimos a função completa".

McCollum[2] descreveu a relação cêntrica como a posição ociosa mais retruída porque a função está concluída no momento em que a mandíbula atinge a posição de relação cêntrica. Ramfjord[27] descreveu corretamente a relação cêntrica como uma "estrela polar", sendo necessário segui-la para orientar a mandíbula na direção correta. Alguns factos

1. O traçado do arco gótico não altera o facto de se aceitar a posição cêntrica RUM ou AS dos côndilos. O traçado do arco gótico regista uma borda posterior ou posição terminal da mandíbula e, nesta posição mandibular, os côndilos estão na sua posição superior na fossa/eminência.

2. Tanto na posição condilar RUM como na posição condilar AS (GPT 7)[24] os côndilos estão limitados a um movimento de dobradiça puro. O movimento de dobradiça é, portanto, comum a ambas as interpretações das posições condilares em relação cêntrica. O eixo transversal da charneira (THA) não é afetado quer se

considere a posição RUM ou a posição AS dos côndilos em relação cêntrica. É o eixo terminal e não existe uma mudança significativa no eixo da charneira entre a posição RUM ou AS dos côndilos. A diferença entre a posição RUM e AS dos côndilos é apenas de cerca de 0,2 mm (Hobo).

3.   Os métodos manuais, a língua, a fonética e as orientações de deglutição para registar a relação cêntrica da mandíbula, que foram recomendados no passado para retruir a mandíbula, continuam a ser procedimentos válidos e aceites, apesar da nova definição de relação cêntrica da AS. Se o conceito de mandíbula retruída for rejeitado, então estas técnicas de registo da relação cêntrica também deverão tornar-se obsoletas. Do mesmo modo, os pantógrafos também não terão qualquer relevância.

Só durante a deglutição é que a posição cêntrica é utilizada para apoiar a maxila contra a mandíbula. Ramfjord[27] descreveu a relação cêntrica como "posição de deglutição" e afirmou que a relação cêntrica é adquirida principalmente durante a deglutição.

REVISÃO DA LITERATURA

T.E.J. Shanahan (1956)[28] afirmou que o método fisiológico tem em consideração as necessidades individuais do paciente. Determina a relação cêntrica fisiológica e a dimensão vertical a partir da função constantemente repetida de engolir saliva.

Ele observou que, na técnica fisiológica, os músculos e os órgãos sofrem uma tensão muito pequena.

Joseph R. Jarabak (1957)[29] fez uma análise electromiográfica do comportamento muscular nos movimentos mandibulares. Os movimentos mandibulares em ambos os lados da posição de repouso foram avaliados electromiograficamente em indivíduos que usavam dentaduras. Verificou-se que uma dimensão vertical correta da oclusão, associada a uma distância interoclusal adequada entre os dentes das próteses superiores e inferiores, é essencial para manter os músculos da mastigação no seu comprimento funcional mais eficaz.

Quando se obtém um fechamento vertical excessivo, há uma perda de tensão muscular que provoca frequentemente uma hiperatividade muscular. Quando a dimensão vertical é excessiva, a tensão muscular aumenta. Um espaço interoclusal, para ser adequado, deve ser suficiente para permitir que os músculos funcionem dentro do seu comprimento fisiológico. Em pacientes edêntulos, este espaço foi de cerca de 4 mm.

Neste estudo clínico, a técnica de deglutição foi modificada para estabelecer uma relação cêntrica fisiológica de uma forma reprodutível. O posicionamento condilar e discal e a reprodutibilidade da técnica de deglutição modificada (MST) proposta foram comparados com os mesmos parâmetros de uma técnica tradicional de orientação da ponta do queixo. Ambas as técnicas foram estudadas com o paciente em posição vertical e supina. As relações maxilomandibulares foram registadas e analisadas num analisador 3-D. A MST posicionou os côndilos numa posição mais superoanterior do que a CGT, o que foi interpretado como um melhor assentamento dos côndilos e do disco nas fossas articulares. Este facto provou que é possível estabelecer uma relação cêntrica fisiológica de forma reprodutível. O termo "área cêntrica funcional" foi proposto neste estudo para definir um esquema oclusal cêntrico determinado neuromuscularmente.

Krishan K. Kapur e A. Albert Yurkstas (1957)[30] fizeram uma avaliação dos registos de relações cêntricas obtidos por várias técnicas.

Ulf Posselt (1957)[31] estudou o movimento da dobradiça terminal da mandíbula. Concebeu um modelo tridimensional dos movimentos mandibulares denominado *Envelop of motion*.

Don N. Brotman (1960)[32] estudou o eixo transversal da charneira e afirmou que este deve ser registado para obter uma oclusão cêntrica precisa em pacientes com próteses completas.

B.B. McCollum (1960)[33] estudou o eixo da charneira mandibular e apresentou também um método para o localizar.

Don N. Brotman (1960)[34] estudou o significado geométrico do eixo transversal da dobradiça.

Imre Foldvari (1962)[35] concebeu uma técnica de registo da relação cêntrica para próteses sobre implantes. Nesta técnica, foi descrito o registo simultâneo da impressão do osso exposto e o registo da relação cêntrica interoclusal para próteses sobre implantes. Este procedimento reduz a possibilidade de infeção no momento da operação cirúrgica e permite um desenho e posicionamento precisos da subestrutura metálica.

Charles H. Jamieson (1962)[3] 6 discutiu a anatomia da articulação temporomandibular no que diz respeito à relação cêntrica.

Louis J. Boucher (1962)[37] estudou a anatomia da articulação temporomandibular no que diz respeito à relação cêntrica.

Foram discutidas várias experiências e relatórios que apoiam ou contradizem a teoria de que a posição da borda mais retruída dos côndilos é limitada pelos músculos.

David J. Baraban (1962)[38] estudou um método para estabelecer a relação cêntrica e a dimensão vertical na reabilitação oclusal.

Francisco Le Perla (1964)[39] apresentou um método para a determinação do eixo da dobradiça.

George A. Hughes (1964)[40] discutiu os vários factores que influenciam os registos da relação cêntrica em bocas edêntulas

A. Albert Yurkstas e Krishan K. Kapur (1964)[41] estudaram os factores que influenciam os registos da relação cêntrica em bocas edêntulas. Recomendaram que os registos da relação cêntrica fossem efectuados com placas de base de encaixe preciso sob uma pressão mínima que é centralizada e distribuída uniformemente pelas áreas de suporte da prótese subjacente. (Assento basal)

Robert Gottsegen (1966)[42] estudou a relação cêntrica do ponto de vista dos periodontistas. Descreveu uma técnica clinicamente conveniente para estabelecer um encontro igual dos dentes num encerramento relaxado. Ele comentou que não existe uma posição de especialidade.

Walter R. Teterck e Harry C. Lundeen (1966)[43] compararam a exatidão de um arco de face da orelha arbitrário e um método arbitrário convencional com uma técnica de eixo de dobradiça verdadeiro. Concluíram que 56,4% dos eixos localizados pelo arco da face da orelha, em comparação com 33% pelo método convencional, estavam dentro de 6 mm do eixo verdadeiro.

Phillip G. Vierheller (1968)[44] descreveu um método funcional para estabelecer relações maxilomandibulares cêntricas verticais e tentativas. Sugeriu que a posição da mandíbula durante a deglutição actuasse como um guia.

C.G. Wirth (1971)[45] sugeriu um método para registos da relação cêntrica interoclusal para moldes montados em articuladores.

J.A. Rapuano e P.W. Vinton (1971)[46] apresentaram um método para registar a relação cêntrica com um registo de mordida de verificação de cera interoclusal.

J.P. Lucchini, J. Lavigne, M. Spirgi, J.M. Mever (1975)[47] estudaram a fiabilidade de 3 materiais para o registo interoclusal. Três amostras de cera foram arrefecidas em água gelada, água à temperatura ambiente ou ar à temperatura ambiente e armazenadas durante um mês.

A menor distorção do material é obtida com a cera mais macia e vice-versa. O arrefecimento com ar à temperatura ambiente deu os melhores resultados. O tempo não parece alterar as medições efectuadas em materiais tratados termicamente que podem ser armazenados com precisão à temperatura ambiente.

Richard B. McCoy, Edwin F. Shryoek e Harry C. Lundeen (1976)[48] conceberam um método de transferência de dados de movimentos mandibulares para armazenamento em computador.

C.G. Wirth, H.C. Lundeen, C.H. Gibbs, E.F. Shryock, P.E. Mahan, C.A. Zunka e J.S. Wilkins (1976)[49] registaram os movimentos da mastigação e do bordo superior medidos nos côndilos mandibulares.

J. Lavigne, J.P. Lucchini, M. Spirgi, J.M. Meyer (1977)[50] testaram 3 ceras habitualmente utilizadas para registar as posições interoclusais num articulador. Todos os registos são feitos na mesma abertura e as variações condilares são analisadas com um Buhnergraph. Os materiais macios podem induzir a erros e o revestimento dos registos interoclusais permite um maior grau de precisão.

Yahia H Ismail e Ahmed Rokni (1980)[51] - Realizaram um estudo para comparar a relação espacial dos côndilos com as suas fossas nas posições de oclusão cêntrica e relação cêntrica, utilizando radiografias da articulação temporomandibular. Nas radiografias foram feitas medições diretas dos espaços cêntrico, posterior e superior entre os côndilos e as suas fossas. *As conclusões foram as seguintes*

(i)   Na relação cêntrica, ambos os côndilos foram colocados mais posterior e superiormente nas suas fossas do que na oclusão cêntrica.

(ii) Na oclusão cêntrica, os côndilos foram colocados simetricamente nas suas fossas, com distâncias espaciais iguais para a frente e para trás.

(iii) São necessários mais estudos para desenvolver uma abordagem mais fisiológica para relacionar corretamente a mandíbula com o maxilar quando se reconstrói a oclusão em pacientes dentados e edêntulos.

Franco Mongini (1980)[52] estudou a relação entre a articulação temporomandibular e os traçados pantográficos dos movimentos mandibulares. Os traçados curvos eram típicos de pacientes com côndilos arredondados e eminências articulares convexas. Os traçados retos foram típicos de pacientes com côndilos achatados ou eminências articulares achatadas.

P.M. Walker (1980)[53] estudou as discrepâncias entre o eixo arbitrário e o verdadeiro eixo da charneira e concluiu que qualquer localização arbitrária escolhida não representaria de forma fiável o verdadeiro eixo anatómico da charneira.

Mohamed Khamis Abdel Razek (1981)[54] avaliou diferentes métodos utilizados na localização do eixo da charneira mandibular.

Foram utilizados cinco métodos para comparar a localização com o eixo obtido cinemáticamente. Nenhum dos métodos arbitrários utilizados se revelou ideal para a localização do eixo da dobradiça. Mas o eixo localizado pelo método de palpação de Dawson aproximou-se mais do eixo cinemático. Por conseguinte, deve ser utilizada uma combinação dos métodos arbitrários se não for possível registar o eixo cinemático.

Franco Mongini e Ugo Capurso (1982)[55] estudaram os factores que influenciam os traçados pantográficos dos movimentos do bordo mandibular.

James P. George (1983)[56] utilizou o cinesiógrafo para medir os movimentos mandibulares durante a fala. *Ele concluiu que -*

(i)   O cinesiógrafo é um excelente instrumento para medir os movimentos mandibulares em 3 dimensões

(ii)   A produção do som "s" pode ocorrer em qualquer lugar dentro de um intervalo de 3 dimensões e não numa única posição

(iii) A distância entre os incisivos superiores e inferiores durante a fala foi muito inferior a 1 mm e foi consistente durante todo o processo.

(iv)   O ângulo funcional do movimento mandibular durante o movimento durante a fala em relação ao plano oclusal maxilar era essencialmente o mesmo que o ângulo da posição de repouso em relação à oclusão cêntrica e parecia estar relacionado com o ângulo do plano oclusal cefalométrico.

Daniel F. Goldstein, Steven L. Kraus, William B. Williams, Marybeth Glasheen - Wray (1984)[57] estudaram a influência da postura cervical no movimento mandibular.

H. W. Dedmon (1985)[58] fabricou, por via intra-oral, embraiagens de pantógrafo melhoradas e mais retentivas, utilizando resina autopolimerizável. Podem ainda ser revestidas de novo, se necessário.

Mohssen Ghalichebaf, Varoujan A. Chalian e Robert L. Bogan (1986)[59] apresentaram um método de luz intermitente para registar a relação cêntrica.

David Rosner e Gerald F Goldberg (1986)[60] fizeram uma análise dos registos condilares. Ele estudou a correlação entre a posição condilar retruída e a posição intercuspídea em pacientes dentados.

W. J. Carroll, J. B. Woelfel e R. W. Huffman (1988)[61] utilizaram o gabarito anterior ou o calibre de lâminas na prática clínica de rotina como um meio simples de registar os fechos da relação cêntrica. O calibre de folha (1-6 mm de espessura) pode ser fabricado em plástico ou película de raios X ou pode ser adquirido. O gabarito anterior em acrílico (feito em resina) pode ser feito intra-oralmente ou em moldes montados.

Estes métodos evitam padrões de fecho mandibular adaptativos e o fecho da mandíbula guiado pelo dentista, bem como outros erros normalmente não reconhecidos na avaliação dos contactos oclusais.

R. B. Price, J. D. Gerrow e W. C. Ramier (1989)[62] avaliaram os potenciais erros na utilização de um pantógrafo computorizado.

As definições do articulador obtidas utilizando o eixo de articulação arbitrário e o eixo de articulação terminal eram diferentes, mas a diferença era pequena. Houve uma alteração de 1 grau no ângulo do plano de referência, uma alteração de 0,9 graus nas definições do articulador de trajetória protrusiva e orbital e uma alteração de 1 grau nas definições do ângulo da embraiagem produziu uma alteração de 0,9 graus nas definições do deslocamento lateral progressivo.

Chong - Shan Shi, Guan Ouyang, Tian - wen Guo (1991)[63] efectuaram um estudo comparativo da mastigação entre utilizadores de próteses completas e indivíduos dentados. Utilizou um sistema informático para recolher e processar simultaneamente os movimentos mandibulares e as actividades mioeléctricas dos músculos mastigatórios.

Thomas R. Katona (1991)[64] fez um modelo matemático da protrusão mandibular no plano sagital. Foi demonstrado que a rotação mandibular durante a protrusão era uma função das orientações incisivas e condilares, das angulações mandibulares iniciais, do tamanho da mandíbula e da extensão da excursão. Também foram desenvolvidos algoritmos de cálculo do deslocamento da ponta da cúspide e do centro de rotação para o trajeto protrusivo.

Jae Ho Kang, Sung Chang Chung e James R. Fricton (1991)[65] estudaram os movimentos normais da mandíbula nos incisivos inferiores nos planos frontal, sagital e horizontal.

W.A. Krantz, E.D. Adrian, J.R. Ivanhoe (1991)[66] combinaram impressões finais e registos de relação cêntrica numa única consulta, utilizando uma técnica de bloqueio irreversível com hidrocolóide.

J. Penchas e S. Mohamed (1993)[67] conceberam um método simplificado para registar a relação cêntrica ao fazer talas oclusais para pacientes dentados.

G. H. Latta Jr. (1992)[68] avaliou a influência da periodicidade circadiana na reprodutibilidade dos registos da relação cêntrica em pacientes edêntulos. As montagens foram feitas num instrumento Vericheck. Não foram observadas alterações significativas quando as posições horizontal versus sagital ou direita versus esquerda foram comparadas, mas foram observadas alterações significativas entre as montagens da manhã versus as montagens da manhã à tarde e entre as montagens da tarde versus os grupos de tempo da manhã à tarde. As montagens foram efectuadas

(A) Duas vezes de manhã
(B) Duas vezes à tarde e
(C) Manhãs e tardes.

Martin D. Gross e Carlos E. Nemcovsky (1993)[69] investigaram os efeitos de uma inclinação de orientação lateral variável no registo pantográfico do movimento do bordo mandibular. Sugeriram que o conceito de fabricar o lado de trabalho exatamente de acordo com as configurações condilares do instrumento parece insustentável e exige um estudo mais aprofundado.

Warren C. Rivera - Morales, Barry M. Goldman e Richard S. Jackson (1996)[70] desenvolveram uma técnica simples para medir a amplitude de movimento mandibular. A técnica consistia em marcar com um lápis a relação cêntrica e as posições máximas direita, esquerda e protrusiva e a abertura máxima. Essas marcações foram feitas em uma lâmina de língua encostada nos dentes anteriores superiores, tendo como referência as bordas mesioincisais entre os incisivos centrais. A amplitude de movimento foi também medida com um cinesiógrafo mandibular como controlo. Verificou-se um nível moderado de concordância entre as duas técnicas e uma elevada fiabilidade inter-avaliadores, exceto no movimento para a esquerda. Assim, esta é uma técnica válida e fiável.

Janos Angyal e Gusztav Keszthelyi (1996)[71] demonstraram um método variável para registar a posição da relação cêntrica em pacientes dentados, utilizando um ponto de apoio central.

Campos A. A., D. Nathanson, L. Rose (1996)[72] estudaram a reprodutibilidade e a posição condilar de uma relação cêntrica maxilomandibular fisiológica na posição vertical e supina do corpo. Indicaram que é possível estabelecer uma relação cêntrica fisiológica de forma reprodutível.

J. R. McKee (1997)[73] comparou a repetibilidade da posição condilar para métodos padronizados e não padronizados de obtenção da relação cêntrica. Concluiu que existem variações extremas no registo da relação cêntrica e, por isso, deve ser dada maior ênfase a esta importante competência.

Fenlon M. R., M. Sheriff, J. D. Watter (1999)[74] estudaram a associação entre a exatidão das relações intermaxilares e a utilização de próteses completas e encontraram uma associação positiva entre a exatidão das relações intermaxilares e a utilização de próteses completas.

V. O. Pagnano, O. L. Bezzon, M. G. de Mattos, R. F. Ribeiro (2000)[75] fizeram uma avaliação clínica de materiais para registro interoclusal em relação cêntrica. Foram realizados registros em cera, cera mais pasta de eugenol com óxido de zinco, cera mais resina acrílica Duralay e massa de silicone de condensação. A combinação de cera mais pasta de óxido de zinco eugenol e cera mais resina acrílica Duralay mostrou a menor variação na posição da relação cêntrica.

Panayiota Hatzi, Phillip Millstein e Alvaro Maya (2001)[76] determinaram a exatidão da permutabilidade do articulador e a reprodutibilidade do eixo da dobradiça. Foram testados os articuladores Whipmix 3040, Girrbach Artex AL e Kavo Protar. O Artex forneceu resultados mais consistentes, seguido pelo Kavo e depois pelo Whipmix.

Stephen G. Alphano e Richard J. Leopold (2001)[77] utilizaram a zona neutra para obter relações maxilomandibulares para pacientes com próteses completas.

William W. Nagy, Thomas J. Smithy e Carl G. Wirth (2002)[78] estudaram a exatidão de um ponto de eixo mandibular horizontal transversal pré-determinado. Os centros de rotação foram localizados de acordo com a descrição de Lauritzen e foram considerados bem dentro da norma clínica para a localização estimada do eixo mandibular transversal.

Yoshihiri Goto, Alexander Shor, Kavita Chigurupati, Jeffery E. Rubenstein (2002)[79] utilizou uma moldeira de suporte de resina polimerizada leve como auxiliar para registar a relação cêntrica, em pacientes de reabilitação oral de prótese fixa complexa. Este procedimento foi conveniente e deu resultados precisos.

Arne Wagner, Rudolf Seemann, Kurt Schicho, Rolf Ewers e Eva Piehslinger (2003)[80] fizeram uma análise comparativa da axiografia ótica e convencional para a análise dos movimentos da articulação temporomandibular; e provaram que a optoelectrónica pode ser uma técnica promissora aplicável que conduz a interpretações de diagnóstico equivalentes à axiografia convencional.

Olaf Bernhardt, Nina Kuppers, Michael Rosin e George Meyer (2003)[81] fizeram testes comparativos de registos arbitrários e cinemáticos do eixo horizontal transversal dos movimentos mandibulares. Para o efeito, utilizaram o sistema Cadiax Compact (Axiografia Computorizada) e obtiveram resultados fiáveis comparáveis ao eixo horizontal transversal cinemático determinado.

Thomas E. J. Shanahan (2004)[28] revisou em um artigo clássico o método de registro da dimensão vertical fisiológica e da relação cêntrica por meio da deglutição.

Joseph J. Massad, Mark E. Connelly, Kenneth D. Rudd e David R. Lagna (2004)[82] utilizaram um dispositivo oclusal para avaliação diagnóstica das relações maxilomandibulares em pacientes edêntulos.

A.   J. Zonnenberg, J. Mulder, H. R. Sulkers, R. Cabri (2004)[83] estudaram a fiabilidade de um procedimento de medição para localizar uma posição de relação cêntrica determinada pelo músculo, utilizando um dispositivo de desprogramação anterior, um calibre de folha, e obtiveram resultados satisfatórios.

A. Albert Yurkstas e Krishan K. Kapur (2005)[30] analisaram no seu artigo clássico os factores que influenciam os registos da relação cêntrica em bocas edêntulas.

A NECESSIDADE DE CAPTAR A RELAÇÃO CÊNTRICA/SIGNIFICADO CLÍNICO DA RELAÇÃO CÊNTRICA [184]

Sabemos que os impulsos proprioceptivos guiam o movimento mandibular. Em pacientes dentados, o impulso é obtido pelo ligamento periodontal. A fonte do impulso propriocetivo para um paciente edêntulo é transferida para a articulação temporomandibular. A relação cêntrica orienta o movimento mandibular.

A relação cêntrica é importante na construção de uma oclusão por várias razões. Algumas delas são:

1) A relação cêntrica é a única posição que pode ser repetida e reproduzida de forma rotineira pelo paciente. Por conseguinte, as fixações no articulador podem ser verificadas quanto à sua correção e, se necessário, podem ser feitas alterações adequadas. Quando a oclusão cêntrica é estabelecida num local ligeiramente anterior à relação cêntrica, o doente não pode repetir um fecho nesse local e não podem ser detectados possíveis erros de posicionamento do bordo de oclusão da boca, pressões desiguais em lados opostos dos maxilares ou procedimentos de montagem. Trata-se de uma posição definitivamente aprendível, a partir da qual a mandíbula pode deslocar-se para qualquer posição excêntrica e regressar involuntariamente.

Uma vez que o paciente pode assumir esta relação, a única forma de a colocar à sua disposição sob a forma de contactos oclusais harmoniosos é captá-la e utilizá-la.

2) A montagem dos moldes em relação cêntrica elimina o problema de determinar a que distância anterior a esta posição mais retruída deve ser estabelecida a oclusão cêntrica. A abordagem lógica parece ser a de estabelecer a máxima intercuspidação em harmonia com a relação cêntrica e, em seguida, dispor os dentes de modo a que se encontrem uniformemente em ambos os lados da arcada dentária ao longo da gama normal de funções da mandíbula. Assim, o facto de o doente mastigar ou fechar ou não em relação cêntrica não é significativo, porque os dentes se encontrarão uniformemente e não causarão movimentos desnecessários das próteses, independentemente do local onde possam entrar em contacto. Contudo, há uma grande importância no facto de que, quando o doente *fecha* em relação cêntrica, os dentes também se encontram uniformemente e as dentaduras podem permanecer estáveis nas cristas residuais. Se os moldes não forem montados em relação cêntrica no articulador, a natureza do movimento do instrumento para a frente apenas impede o equilíbrio da oclusão nesta posição mais retruída.

3) A relação cêntrica deve ser registada corretamente para permitir ajustes precisos das guias condilares da articulação para outros movimentos excêntricos. As guias condilares são ajustadas para formar uma via de movimento do côndilo desde um ponto inicial até à posição do registo interoclusal excêntrico. A relação cêntrica é o ponto de partida exato para estes outros ajustes do articulador.

A mandíbula tem de se deslocar de uma posição excêntrica para outra e deve ir para a relação cêntrica antes de avançar para a posição excêntrica alvo. Os músculos que actuam na ATM estão dispostos de tal forma que é fácil mover a mandíbula para a posição cêntrica, a partir da qual todos os movimentos podem ser feitos.

4) A maior parte da propriocepção dos receptores localizados na membrana periodontal dos dentes naturais, que guiavam a mandíbula para uma oclusão cêntrica sem interferência dentária, perdeu-se no paciente edêntulo. Por conseguinte, é muito provável que os dentes artificiais opostos entrem em contacto em relação cêntrica devido à perda destas influências de orientação.

5) Um registo preciso da relação cêntrica orienta o molde inferior na relação correta com o eixo de abertura do articulador.

6) Os movimentos funcionais, como a mastigação e a deglutição, são efectuados a partir da sua posição mais livre de tensão.

7) O molde deve ser montado numa relação cêntrica porque é o ponto a partir do qual todos os movimentos podem ser efectuados no articulador.

É útil para ajustar a orientação condilar num articulador para produzir uma oclusão equilibrada.

8) É uma entidade definida, pelo que é utilizada como ponto de referência no estabelecimento da oclusão em casos edêntulos e dentados.

9) Trata-se de uma relação osso a osso, independentemente da presença ou ausência de dentes.

10) A função muscular máxima e as pressões de mordida máximas só são atingidas numa posição cêntrica.

FACTORES ANATÓMICOS QUE INFLUENCIAM A RELAÇÃO CÊNTRICA

A) **ARTICULAÇÃO TEMPOROMANDIBULAR E EIXO DA DOBRADIÇA -** [85]

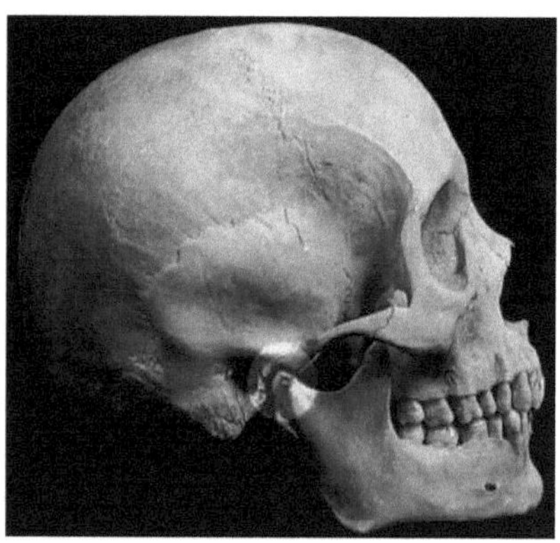

DEFINIÇÃO

A articulação temporomandibular é definida como a articulação sinovial que é formada pela articulação do côndilo mandibular na base do crânio na fossa mandibular com a parte escamosa do osso temporal. A articulação temporomandibular é também designada por

1) **Articulação Crânio-Mandibular** - uma vez que a mandíbula está ligada ao crânio através desta articulação.

2) **Articulação gengivo-artodial** - uma vez que proporciona um movimento de articulação num plano, ou seja, para a frente e para trás, denominado articulação giglimoide, e um movimento de deslizamento denominado articulação artrodial.

3) **Tipo bola e encaixe modificado** - Anatomicamente, é uma articulação do tipo bola e encaixe que permite movimentos nos três planos

   - Sagital

- Transversal
- Coronal

4) <u>**Articulação composta**</u> - uma vez que o disco articular funciona como um osso não ossificado que permite os movimentos complexos da articulação.

<u>ANATOMIA DA ARTICULAÇÃO TEMPOROMANDIBULAR</u>

A articulação temporomandibular é a articulação entre a parte escamosa do osso temporal, em cima, e os côndilos mandibulares, em baixo. Estes dois elementos ósseos estão separados por um disco articular que divide completamente a cavidade articular em partes superior e inferior.

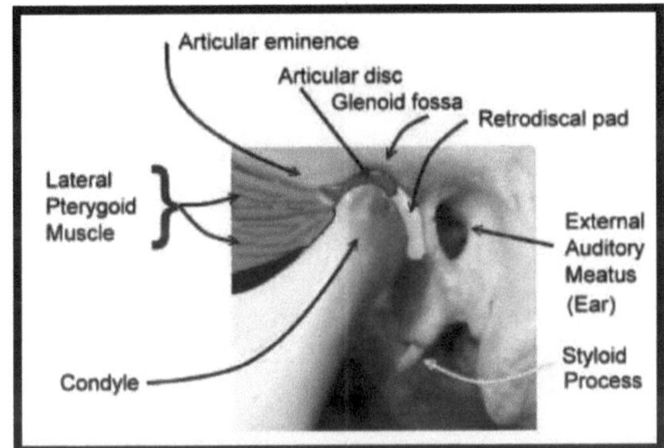

A <u>**cápsula fibrosa**</u> está ligada às margens da área articular no osso temporal e à volta do colo da mandíbula. Lateralmente, é espessada para formar o ligamento lateral. Trata-se de uma banda triangular ligada pela base ao processo zigomático do osso temporal e ao tubérculo na sua raiz e pelo ápice à face lateral do colo da mandíbula

O <u>**disco articular**</u> é uma placa oval de tecido fibroso denso, que se encontra fundido com a cápsula fibrosa em torno da sua periferia e, através desta, está mais firmemente ligado à mandíbula do que ao osso temporal. A superfície superior do disco é concavo - convexa para se adaptar ao tubérculo articular e à fossa mandibular. A superfície inferior côncava limita a menor das duas cavidades da articulação e adapta-se à cabeça da mandíbula.

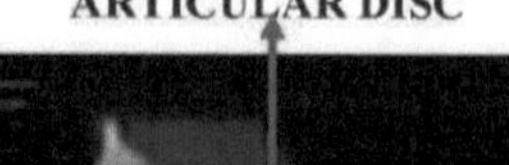

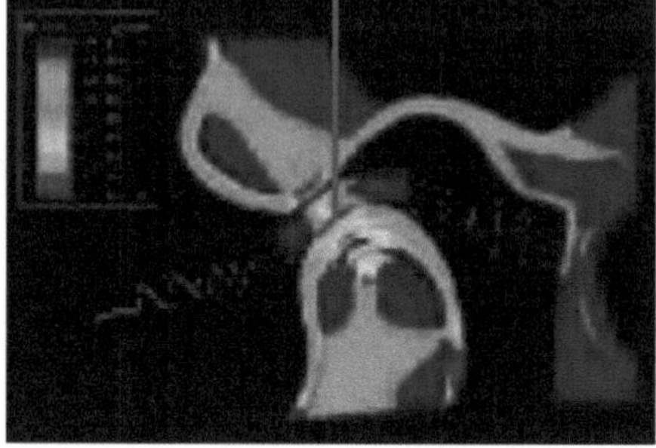

O disco articular

A **Fossa Mandibular** é a concavidade dentro do osso temporal que abriga o côndilo mandibular. A parede anterior da fossa é formada pela eminência articular e a parede posterior é formada pela placa timpânica. Toda a fossa é revestida por tecido articular.

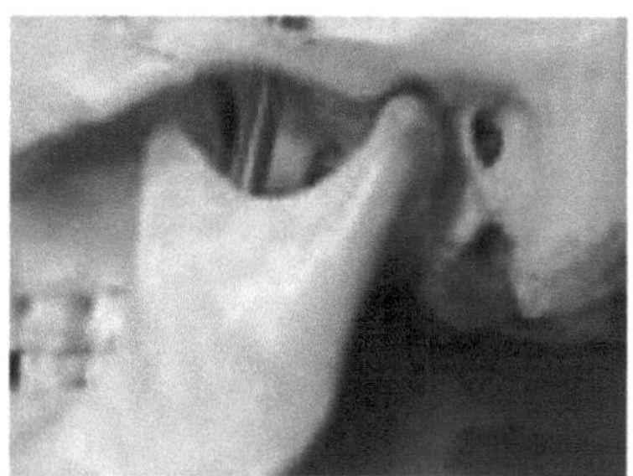

O côndilo na fossa glenoide

O **côndilo mandibular** tem uma forma convexa e articula-se com a fossa articular, que é separada no compartimento superior e inferior pelo disco articular. O côndilo adulto tem cerca de 15-20 mm mediolateralmente e 8-10 mm anteroposteriormente, com a sua superfície articular virada para cima e para a frente.

O pólo lateral do côndilo estende-se ligeiramente para além do ramo e é rugoso para a fixação do disco articular e do ligamento temporomandibular.

O **líquido sinovial** - Toda a superfície não articulada da cápsula fibrosa que envolve a articulação temporomandibular forma a membrana sinovial, cuja superfície é aumentada pela formação de vilosidades e pregas.

A lubrificação de todo o espaço articular é efectuada por um líquido especializado, o líquido sinovial, que é um dialisado de plasma com mucinas e proteínas adicionadas. As células que contém são principalmente de natureza linfoide e macrofágica.

FORNECIMENTO VASCULAR

Os ramos das artérias temporais superficiais e maxilares fornecem sangue à articulação temporomandibular.

ABASTECIMENTO DE NERVOS

a) Nervo auriculotemporal
b) Nervo Massetérico

LIGAMENTOS DA ARTICULAÇÃO TEMPOROMANDIBULAR

I. Ligamentos funcionais

1) O ligamento lateral (temporomandibular):

Reforça e fortalece a parte lateral do ligamento capsular. As suas fibras estão orientadas para baixo e para trás. Está ligado, acima, ao tubérculo auricular e, abaixo, à face póstero-lateral do colo da mandíbula.

2) Os ligamentos colaterais (Discal) ligam as bordas médicas e laterais do disco articular ao côndilo.

3) Ligamento capsular ligado acima ao tubérculo articular, à fossa mandibular e abaixo ao colo da mandíbula.

II. Os ligamentos acessórios

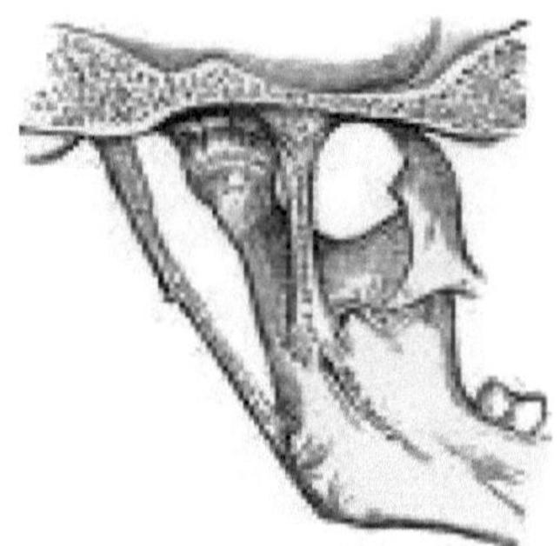

Os ligamentos da ATM

1) O ligamento esfenomandibular -

É um ligamento acessório longo e membranoso que passa da espinha do esfenoide superficialmente ao músculo pterigoide medial, para alcançar a língula e a margem inferior do forame mandibular. Neste último ponto, é atravessado pelos vasos e nervo milo-hióideos. É um remanescente da parte dorsal da cartilagem de Meckel.

2) O ligamento estilomandibular

É um ligamento acessório que se estende desde o processo estiloide até à borda posterior do ramo e ao ângulo da mandíbula. Representa uma parte espessada da fáscia cervical profunda, que separa as glândulas salivares parótidas e submandibulares.

<u>**Os músculos da mastigação**</u>

<u>**O músculo Temporalis**</u>

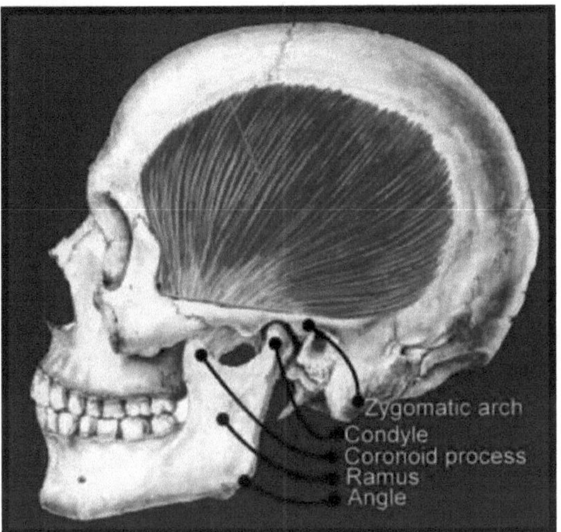

O temporal é um dos três músculos que fecham a mandíbula e cerram os dentes. A sua origem é o periósteo (revestimento do osso) da fossa temporal. Forma um tendão espesso que passa sob o arco zigomático e se insere na superfície medial (a superfície interna) e na borda anterior do processo coronoide. A forma como o músculo é alavancado confere-lhe uma grande força, pelo que uma imobilização do temporal pode causar dores de cabeça graves.

<u>**Os músculos masseter e pterigóideo medial**</u>

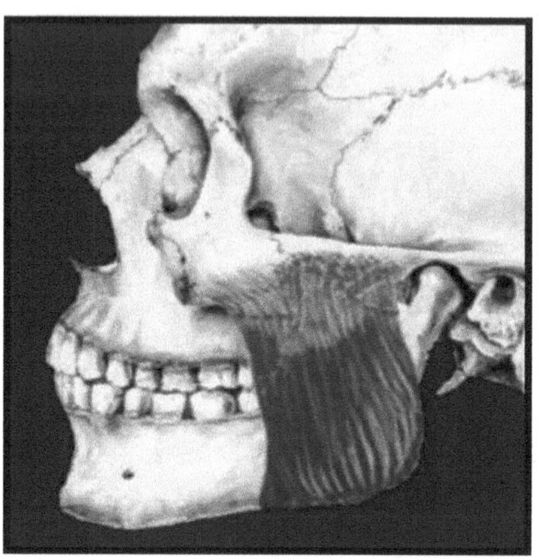

O masseter tem origem tanto no exterior como no interior do processo zigomático da maxila e do arco zigomático. O masseter insere-se numa parte larga do maxilar inferior, ao longo da superfície lateral do processo coronoide, do ramo e do ângulo da mandíbula. Trata-se de um músculo muito potente e a sua utilização excessiva pode provocar um aspeto de "maxilar quadrado" no rosto.

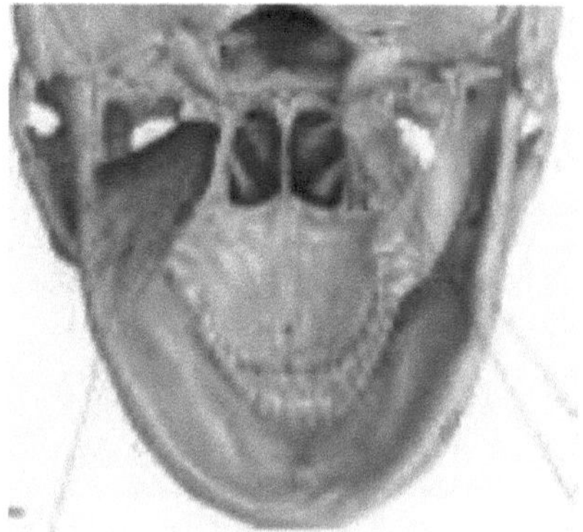

O pterigoide medial

O músculo pterigóideo medial é alavancado da mesma forma que o masseter, só que na superfície medial (interna) da mandíbula. O músculo pterigóideo medial nasce da superfície medial (interna) da placa pterigoide lateral, que está fixada na superfície inferior do osso temporal. Em termos leigos, a fixação é na superfície inferior do crânio, logo atrás do último dente superior. As fibras do pterigóideo medial estão direcionadas para baixo e para trás, tal como o massetor, só que no interior da mandíbula. A inserção deste músculo situa-se no interior do bordo inferior e do ângulo da mandíbula. O masséter e o pterigóideo medial actuam como uma "rede" contrátil na qual assenta o maxilar inferior. Estes dois músculos são mais ou menos "gémeos", o masséter actuando no exterior do maxilar inferior e o pterigoide medial no interior.

O músculo pterigóideo lateral

O músculo pterigóideo lateral é um músculo extremamente importante. É responsável por puxar o maxilar para a frente quando os músculos direito e esquerdo estão igualmente activos. Também é responsável por mover o maxilar inferior de um lado para o outro quando o pterigóideo lateral direito ou esquerdo está ativo separadamente. A contração do músculo pterigóideo lateral direito desloca o maxilar para a esquerda e a contração do esquerdo desloca o maxilar para a direita. É também responsável, em combinação com o músculo digástrico, pela abertura do maxilar inferior durante a fase de translação da abertura. A imagem mostra o músculo pterigóideo lateral parcialmente obscurecido pelo processo coronoide e parte do arco zigomático. Na verdade, ele tem a forma de um leque parcialmente desdobrado. A extremidade larga do leque, a sua origem, provém de uma pequena projeção em forma de barbatana sob o crânio chamada placa pterigoide lateral. A extremidade estreita do leque insere-se na superfície anterior do processo coronoide. Usando a sua imaginação, pode ver como a contração deste músculo puxa o côndilo (e o maxilar inferior) para a frente. Este músculo é composto por duas partes. A cabeça superior insere-se no disco articular dentro da articulação temporomandibular. A cabeça inferior insere-se no colo do côndilo. As duas cabeças trabalham geralmente de forma independente, mas em conjunto, para manter o disco articular sempre situado entre os pontos de contacto mais próximos entre o côndilo e a fossa glenoide, tanto na fase de rotação da abertura da mandíbula como na fase de translação. O uso excessivo do pterigoide lateral durante o bruxismo - lembre-se de que o pterigoide lateral é responsável pelos movimentos laterais da mandíbula inferior - causa o estiramento dos ligamentos que mantêm o disco articular no lugar sobre a cabeça do côndilo. Isto, por sua vez, pode fazer com que as duas cabeças do pterigoide lateral comecem a funcionar fora de sincronia, o que causa ainda mais alongamento dos ligamentos. Isto faz com que o disco articular tenha demasiada latitude e permite que o disco se desloque anteriormente. Isto agrava ainda mais a assincronização das duas cabeças, o que provoca uma maior deslocação anterior... e assim sucessivamente até o disco ficar traumatizado. As enormes forças colocadas no côndilo pelo masseter, temporal e pterigoide medial durante o bruxismo irão "esmagar" o disco articular se este estiver incorretamente situado entre o côndilo e a fossa glenoide.

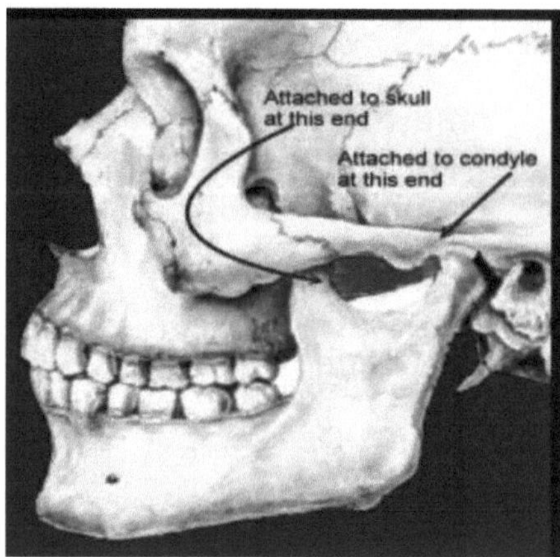

O músculo digástrico

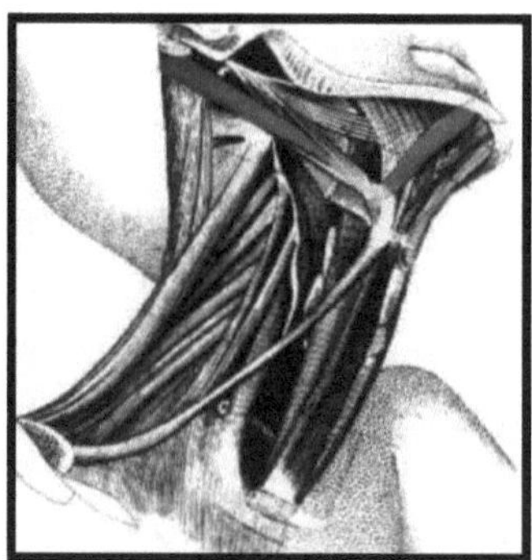

O músculo digástrico é o músculo mais responsável pela abertura do maxilar inferior (em combinação com a contração coordenada dos músculos pterigóides laterais). Na verdade, é composto por dois músculos ligados no meio por um forte tendão. O tendão passa por baixo do osso hioide, que é o único osso do corpo humano que não está diretamente ligado a pelo menos um outro osso por ligamentos. A metade anterior do digástrico é denominada ventre anterior. A metade do digástrico atrás do osso hioide é chamada ventre posterior. O tendão que une os dois ventres desliza, de facto, sob a base do osso hioide. O volume relativamente pequeno do digástrico e o facto de se encontrar sob um osso que não está diretamente ligado ao resto do esqueleto fazem dele um músculo bastante fraco quando comparado com a enorme pressão ascendente que pode ser exercida nos maxilares pela força combinada do temporal, do masseter e do pterigoide medial que se lhe opõem. Isto explica a incapacidade de um doente abrir a boca contra espasmos de qualquer um dos três músculos de fecho. A incapacidade de abrir a boca é uma condição chamada **trismo**. O músculo digástrico raramente está envolvido nas perturbações da articulação temporomandibular ou nas síndromes musculares associadas ao bruxismo. Não se adquire uma DTM por manter a mandíbula aberta, que é a principal função do digástrico. Estas perturbações são contraídas por uma utilização excessiva dos outros músculos da mastigação.

Algumas caraterísticas importantes da articulação temporomandibular

- É uma articulação sinovial diartróide bilateral.
- Os seus movimentos são sincronizados e actuam em conjunto para produzir vários movimentos mandibulares.
- A articulação tem uma cápsula e um disco de articulação.
- A fossa glenoide do osso temporal e o côndilo da mandíbula formam uma superfície de articulação.
- O disco articulado divide o espaço comum em
- Espaço articular superior
- Espaço articular inferior.
- Esta articulação é considerada uma articulação composta. (Mais de dois ossos em articulação)
- Esta articulação apresenta dois tipos de movimentos, nomeadamente.

- o Rotacional (movimento de dobradiça)

- o Translacional (Movimento de vadear)

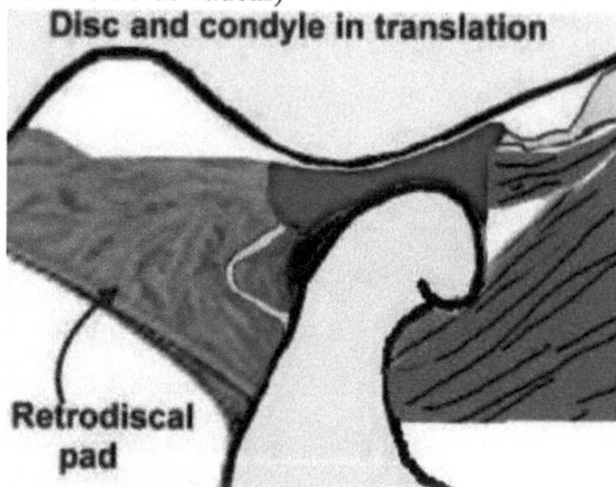

- A estrutura da articulação temporomandibular é complexa e é capaz de efetuar movimentos funcionais e parafuncionais.

- Estes movimentos são semelhantes em pacientes dentados e edêntulos.

- A oclusão na dentadura completa deve estar em harmonia com o seu movimento.

<u>Controvérsia na Anatomia Aplicada</u>[25] -

- A fossa glenoide não é uma unidade funcional de suporte de carga da articulação, mas uma mera via para os movimentos mandibulares.

Existem provas que demonstram que os ligamentos e o disco são os elementos de suporte e não a fossa glenoide, que não é a parte funcional da articulação nem o elemento de suporte de tensão. Este facto é comprovado pelo teto fino da fossa glenoide, por vezes translúcido, pela ausência de cartilagem articular e pela presença de pequenos forames que a atravessam para a passagem dos vasos sanguíneos. Todas estas caraterísticas anatómicas indicam que a fossa glenoide é uma estrutura frágil, incapaz de suportar qualquer carga. Naturalmente, o ligamento temporomandibular impede a deslocação do côndilo superiormente para evitar lesões no delicado teto da fossa glenoide.

- A parede medial da fossa glenoide e a parte posterior da eminência articular podem ser os elementos funcionais.

Estudos recentes sobre a ATM demonstraram que o pólo medial do côndilo se apoia contra as paredes mediais da fossa glenoide durante o fecho dos maxilares. Este facto é comprovado pelo forte reforço ósseo na parede medial da fossa. Da mesma forma, a porção posterior da eminência articular mostra a presença de trabéculas ósseas orientadas paralelamente às forças de fecho dos maxilares. Isto indica fortemente que esta superfície, e não o teto da fossa, é a porção de suporte e de tensão articular da articulação.

Por conseguinte, deve salientar-se que, de um ponto de vista anatómico, o teto da fossa não é adequado como local de suporte de tensão, mas sim a vertente superior posterior da eminência articular que se articula com a vertente anterior medial da cabeça do côndilo com o disco interposto parece ser a disposição mais lógica para a articulação e o posicionamento cêntrico. (Celenza)

O EIXO DA CHARNEIRA TERMINAL [EIXO HORIZONTAL TRANSVERSAL]

A ideia do controlo rotacional da charneira, relacionada com os padrões funcionais dos maxilares, tornou-se um princípio amargamente contestado na literatura dentária. Parece particularmente inapropriado que o conceito de rotação da dobradiça seja tão contestado; significa, de facto, que ridicularizamos a própria suposição que pode dar à medicina dentária um guia sólido.

História e desenvolvimento[1] -

A história da prótese dentária é algo incompleta no que respeita às origens da tese de um eixo de charneira transversal. Em 1921, McCollum e Stuart[86] afirmaram que existia um eixo transversal registável na região condilar, em torno do qual os movimentos de rotação do plano sagital podiam ser realizados com constância. O interesse por este fenómeno tinha precedido McCollum, tal como demonstrado pelos esforços de homens como Hayes (1887), Snow (1889) e Wadworth, todos eles criaram arcos faciais e métodos para a sua utilização. McCollum e associados criaram um arco articulado totalmente ajustável que foi demonstrado em 1926 e, subsequentemente, a Sociedade Gnatológica da Califórnia utilizou leituras articuladas como parte rotineira dos seus procedimentos clínicos. Toda uma filosofia concetual e uma técnica de articulação praticada baseavam-se principalmente na ideia de rotação da dobradiça. O facto de poderem existir 2 eixos transversais não ocorreu ao grupo; e assim o articulador [Gnathoscope] que evoluiu, possuía um único eixo condilar mais largo de dimensão linear fixa. No entanto, o princípio geral da rotação da charneira foi firmemente estabelecido pelas actividades do grupo gnatológico. Desde então, Page explicou a base matemática e mecânica da rotação da charneira e desenvolveu uma filosofia concetual completa e um procedimento prático de articulação. Embora a aplicação da Gnatologia e da Transografia seja diametralmente oposta, baseiam-se nos mesmos princípios gerais, o primeiro dos quais é o controlo da rotação das dobradiças.

A prova visual da rotação da dobradiça é confirmada pelo trabalho de Posselt (1958)[31] . Este verificou que os seus resultados eram exatamente reproduzíveis em qualquer indivíduo, consciente ou inconsciente, em postura erecta ou reclinada, e com traçados de ação ou de postura reclinada e com traçados de escrita ativa ou passiva.

Foi estabelecido que os músculos por si só não têm qualquer papel na determinação da posição da mandíbula na trajetória do bordo. Aprile e Saizar, trabalhando com espécimes post-mortem, verificaram que a área de movimento do plano horizontal era a mesma com ou sem os músculos da mastigação. Concluíram que é a estrutura das cápsulas e dos ligamentos temporomandibulares que limita a capacidade de movimento da mandíbula. Posselt apoia esta conclusão e os seus pantógrafos confirmam-na. Isto confirma-se com os dados básicos da anatomia estrutural. É por isso que a rotação da dobradiça é uma certeza e que os raios constantes da dobradiça podem ser utilizados para efeitos de articulação.

A gnatologia afirma que a mandíbula é capaz de uma rotação em dobradiça que varia em magnitude de meia polegada a mais de uma polegada antes que o côndilo se envolva em movimento de translação para a frente. Posselt relata um intervalo de articulação de cerca de 19 a 25 mm. Ele atribui a outros a obtenção de aproximadamente os mesmos resultados. *[Ulrich (1896)* cerca de 20mm, *Carupion (1905)* 10 a 20mm, *Fischer (1935)* 20mm, *V.Hayek (1937)* 25 a 30mm.][81] Assim, parece haver prova adequada da rotação da dobradiça no côndilo.

Descrição do eixo transversal da charneira -

Qualquer objeto tridimensional que se mova numa trajetória rotacional coordenada de movimento que faz parte de um círculo, o eixo de rotação em si não está em movimento. Clinicamente, o doente seria descrito como estando a fechar numa dobradiça, o que é normalmente um movimento treinado utilizado para fins de registo. Se a trajetória do movimento do objeto for parte de uma elipse, o próprio eixo transversal da dobradiça tem de se mover. Clinicamente, os côndilos estariam a transladar à medida que o doente abre a mandíbula. A trajetória do movimento de qualquer um dos tipos de movimento tem de ser perpendicular ao eixo da dobradiça por definição, quer o eixo da dobradiça se mova ou não. Uma porta, por exemplo, tem de oscilar num arco perpendicular a uma linha que passa pela dobradiça.

Localização da charneira transversal Eixo -
Localização geométrica -

O eixo transversal da dobradiça pode ser localizado geometricamente por meio de perpendiculares que bissectam duas ou mais secantes da trajetória circular. O eixo transversal da charneira é sempre perpendicular ao braço de rotação e vice-versa. O eixo transversal da charneira passa geralmente através ou perto dos côndilos.

Localização clínica -

Uma embraiagem e um conjunto com 2 pinos ajustáveis perto dos côndilos são fixados aos dentes mandibulares. O paciente abre e fecha num percurso de movimento rotacional treinado (sem tensão). Quando esta trajetória de movimento faz parte de um círculo (se os côndilos não se transladarem), os pinos do conjunto podem ser ajustados de modo a poderem rodar, o que localiza o eixo transversal da dobradiça.

Exatidão da localização[12] [548,] -

Algumas investigações procuraram explorar o grau de precisão com que o eixo poderia ser localizado, com um procedimento de localização do eixo. Kurth e Feinstein [1951], utilizando um articulador hanau, concluíram que a localização do eixo podia ser limitada a um raio de 2 mm quando a abertura era limitada a 3\4 polegadas no pino incisal. Borgh e Posselt, num projeto de conceção semelhante, concluíram que a precisão da localização era de 1,5 mm quando se utilizava um arco de 10 graus e de 0,1 mm quando o arco de movimento era aumentado para 15 graus. Lauritzen e Wolford[1] utilizaram um instrumento de precisão especialmente concebido para testar a capacidade dos diferentes grupos de indivíduos para localizar um eixo e conseguiram obter uma precisão de 0,2 mm quando utilizaram um arco de movimento de 10 graus. Em cada uma das experiências havia um eixo mecânico definido para ser encontrado, e apenas a capacidade de um operador para o encontrar foi estudada.

Outros estudos procuraram relacionar o intervalo de desvio de pontos arbitrariamente selecionados com o do centro cinemático. Schallhorn [1957] encontrou 95% dos pontos do eixo localizados 13mm antes da margem posterior do tragus na linha cantotragal para estar dentro de um raio de 5mm do ponto cinemático localizado Lauritzen e Bodner empregaram um mestre do côndilo de Richey para localizar o ponto semelhante ao utilizado por Schallhorn. Encontraram apenas 33% dos pontos do verdadeiro eixo linger, num raio de 5 mm do ponto arbitrário.

Utilização clínica do eixo transversal da dobradiça -

A localização do eixo transversal da charneira serve apenas para orientar os maxilares e registar o ponto estático para os movimentos mandibulares funcionais. Não regista a relação cêntrica ou os movimentos condilares.

A controvérsia entre colineares e não colineares[8] -

Um grande desafio ao conceito tradicional de um único eixo "intercondilar" foi lançado por Harry Page. Ele postulou a existência de 2 eixos mutuamente independentes e não colineares, ou simplesmente, que cada côndilo tem o seu próprio eixo de rotação. Page teorizou que, uma vez que a mandíbula é flexível, essa independência de um eixo mútuo é mecanicamente possível e anatomicamente permitida. Page apresentou provas da validade dos seus conceitos. A consideração de que o dispositivo de localização do eixo da dobradiça é um sistema de ângulo reto e que, uma vez que um corpo só se pode mover em ângulos rectos em relação ao seu plano de rotação, o eixo stylus está, na sua totalidade, em ângulo reto em relação a esse plano. Uma vez que a maior parte dos observadores verificou o trabalho original de Stuart e McCollum[86] sobre a assimetria dos pontos de eixo, os dois pinos de eixo colocados assimetricamente, rodando em ângulo reto em relação aos respectivos eixos contralaterais, serviriam como prova de que estes eixos são paralelos mas não intersectados, ou seja, não colineares.

Esta postulação de Page deu início a uma confiança de "contraprovas" dedicadas a mostrar que um e apenas um eixo existiria. Embora iniciado e reproduzido por outros, o estudo de Aull é representativo da conceção de "provas" de eixo único. A conceção emprega 4 estiletes de uma haste suportada por uma embraiagem mandibular. O eixo mandibular estava localizado em 4 grelhas apoiadas numa embraiagem maxilar. A prova foi considerada como sendo demonstrada pelo facto de todos os 4 pontos [2 de cada lado] se encontrarem numa linha reta e, por conseguinte, ambos os côndilos terem um eixo comum e colinear (Aull).

Localizações clínicas arbitrárias do eixo da charneira mandibular -

O método arbitrário é uma técnica aceite para localizar o eixo da dobradiça mandibular. A facilidade e rapidez da técnica, em comparação com o método moroso e complexo de localização do eixo cinemático, fazem com que seja o método mais utilizado para transferir o molde maxilar para o articulador. Embora muitos estudos tenham comparado vários pontos arbitrários do eixo da charneira com a localização cinemática, não existe consenso quanto ao ponto arbitrário que se situa mais próxima e consistentemente no eixo cinemático ou perto dele.

Alguns dos pontos são -

1) Ponto de Beyron[88] - localizado 13 mm antes da fusão posterior do tragus com o canto externo do olho.

2) Ponto de Gysi[89] - localizado 10 mm antes da margem posterior do trago, numa linha que vai do centro do trago ao canto externo do olho.

3) Ponto de Bergstrom[54] - marcado 11 mm antes da margem posterior do trago, numa linha paralela e 7 mm abaixo do plano horizontal de Frankfort.

4) O ponto de eixo arbitrário de Teleruck e Lundeen[43] situa-se 13 mm antes do tragus numa linha que vai da base do tragus ao canto externo do olho.

5) O ponto experimental do eixo arbitrário selecionado para um estudo foi colocado 10 mm antes do bordo superior do tragus na linha de Camper e revelou-se bastante preciso.

6) Craddock (1952)[5] - a procura de eixos é problemática para alguns e de interesse académico.

7) Swenson (1953)[10] - embora não seja exato, os côndilos são 11 mm anteriores ao meato no topo da linha meato-canto.

8) Weinberg[90] - não é necessária a localização prévia do ponto O eixo da charneira transversal pode ser localizado através de uma medição média anatómica 11-13 mm anterior na linha de referência traçada a partir do bordo médio e posterior do trago até ao canto externo.

Importância do eixo da dobradiça do terminal[91]

As razões para defender a posição de dobradiça terminal para a relação cêntrica devem ser claras. É a posição fisiológica dos côndilos quando a mandíbula é elevada firmemente pela função muscular normal. No entanto, a função muscular normal depende da ausência de interferências desviantes dos dentes. Quando estão presentes interferências dentárias que impedem qualquer um dos côndilos de ir para a sua posição de articulação terminal, o padrão da função muscular muda para desviar a mandíbula em torno dos contactos interferentes e para a posição que permite que os dentes se encaixem.

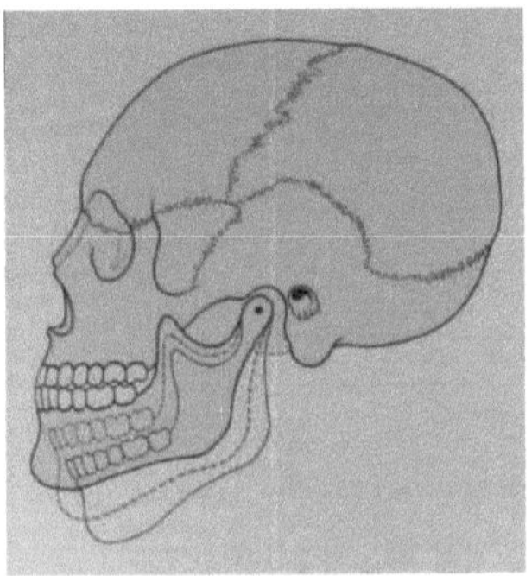

Rotação da dobradiça

A razão pela qual os músculos mudam de função na presença de interferências é para proteger o dente ou dentes interferentes de absorver toda a força da musculatura de fechamento se a mandíbula não fosse desviada de seu eixo terminal. O desvio é iniciado por terminações nervosas proprioceptivas nas fibras periodontais em torno das raízes dos dentes interferentes. Estas terminações nervosas são tão sensíveis à pressão que mesmo interferências mínimas podem acionar os músculos pterigóides externos para puxar um ou os músculos pterigóides laterais para puxar um ou ambos os côndilos para a frente. A mandíbula pode assim ser desviada pelos músculos para se adaptar a quase todas as oclusões. Devido à constante repetição do gatilho propriocetivo para os músculos, eles se tornam padronizados para o fechamento desviado. Estes padrões memorizados de atividade muscular são chamados "engramas". A fisiologia dos engramas musculares foi descrita por Sicher, Ramfjord e outros, e nenhum estudo da oclusão está completo sem uma compreensão completa do papel que os engramas desempenham.

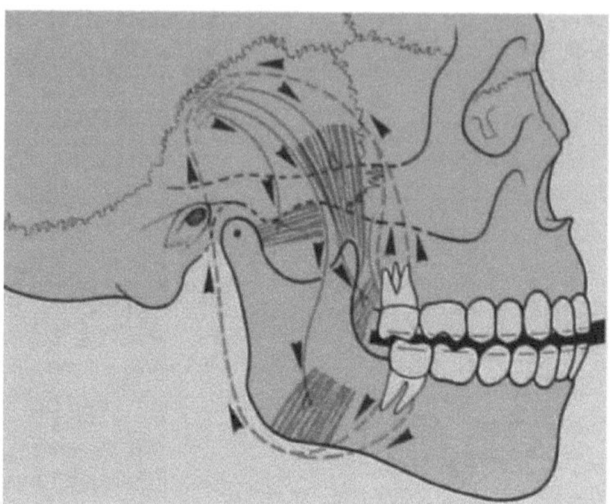

O **sistema propriocetivo-engrama**[91] funciona tão eficazmente para guiar a mandíbula em torno de interferências e para a "posição adquirida" que alguns clínicos aceitam a posição desviada da mandíbula resultante como correta. No entanto, para aceitar esta desarmonia fisiológica entre os dentes e as articulações, seria preciso não ter consciência das articulações; seria preciso não ter consciência dos efeitos destrutivos de tal desarmonia. Embora os efeitos nocivos variem consoante a capacidade adaptativa dos indivíduos, o paciente que tem interferências na relação cêntrica e não tem problemas é extremamente raro. A experiência tem demonstrado que os pacientes se sentem mais confortáveis se tiverem a liberdade de fechar os dentes em relação cêntrica. Além disso, é impossível prejudicar um paciente dando-lhe a liberdade de fechar numa relação cêntrica harmoniosa.

Controvérsia na posição do eixo da dobradiça do terminal1"'

Se a liberdade de fechar em relação cêntrica não prejudica ninguém e se é o ponto de partida para produzir a oclusão mais confortável e fisiologicamente mais correta, porque é que nem todos a aceitam? Muitas autoridades ainda não aceitam a dobradiça terminal como a relação cêntrica correta. De facto, alguns ainda defendem técnicas concebidas para impedir que os côndilos entrem sequer na posição de dobradiça terminal.

Se as interferências da relação cêntrica não forem completamente eliminadas, o paciente pode, de facto, sentir-se menos confortável do que estava com a sua oclusão adquirida. Para se conseguir um sucesso previsível, quer nos procedimentos de equilíbrio, quer nos procedimentos de restauração, a relação arcada a arcada na posição de charneira terminal deve ser perfeitamente registada na boca e deve ser transferida com precisão para um articulador. A falha no registo perfeito ou na transferência produzirá imprevisibilidade.

Infelizmente, a maior parte das técnicas corretas para registar a relação cêntrica têm como objetivo colocar os côndilos na posição mais recuada, mas quase todas falham em colocar os côndilos suficientemente acima para conseguir um suporte contra os ligamentos e o osso.

De facto, o movimento ascendente do côndilo é mais importante do que a posição retruída, porque quando o côndilo está na sua posição mais superior, é suportado tanto pelo ligamento como pelo osso. Esta é a verdadeira posição de articulação terminal. A maioria das técnicas para obter a relação cêntrica não a regista corretamente.

Os métodos que levam os côndilos para trás, mas não para cima, registam a relação arco-arco quando o côndilo é apoiado apenas contra ligamentos ou músculos. Os dentes posteriores que são restaurados para esta relação descendente da mandíbula estão sujeitos a grandes tensões compressivas, uma vez que são colocados numa posição de interferência com a borda superior dos côndilos. Muitas das técnicas para registar a relação cêntrica registam, na realidade, esta relação stressante de apoio muscular em vez de uma verdadeira posição de articulação terminal.

Os comentários anteriores não são meras opiniões. São feitos com base num estudo a longo prazo que foi utilizado para comparar as posições do côndilo que resultam de quase todos os métodos conhecidos de registo da relação cêntrica. A posição do côndilo variava até 7 mm, de um registo para outro no mesmo doente, e variações de ' a 2 mm. eram a regra. À medida que o estudo avançava, tornou-se evidente a razão pela qual existe tanta confusão acerca da relação cêntrica. Se o operador não captar a verdadeira relação de articulação terminal, o valor de uma relação correta não pode ser totalmente apreciado. Além disso, a maioria dos operadores experientes tem confiança de que os seus registos da relação cêntrica estão corretos, mas o estudo mostrou que a experiência não pode compensar métodos inadequados de manipulação ou registo. A maioria dos métodos utilizados para manipular a mandíbula no seu eixo de articulação terminal simplesmente não funciona.

No entanto, existem métodos que funcionam, e funcionam com uma precisão repetível e de ponta de agulha. É evidente que a relação cêntrica é um ponto preciso da rotação condilar. Também é claro que registá-la corretamente é uma capacidade exigente que deve ser cuidadosamente aprendida e executada com precisão.

Existem dois aspectos na obtenção da relação cêntrica. A primeira consideração é a manipulação adequada da mandíbula, tal como é necessário nos procedimentos de equilíbrio quando não é efectuado qualquer registo de mordida. A segunda consideração diz respeito à forma de obter um registo de mordida para a articulação correta dos modelos montados.

Correlação entre a relação cêntrica e o eixo da dobradiça[z4,92]

A parte superior do molde é corretamente orientada para o eixo de abertura do articulador através da localização do eixo da dobradiça e da transferência face-bow. O verdadeiro eixo da dobradiça é localizado por uma série de movimentos controlados de abertura e fecho da mandíbula quando esta se encontra na posição de dobradiça terminal. A mandíbula está na sua relação mais retruída com o maxilar, com os côndilos na posição ântero-superior na fossa glenoide durante o movimento de articulação terminal.

Da mesma forma, a mandíbula também está na sua relação mais retruída com o maxilar com os côndilos na posição ântero-superior na fossa glenoide quando é feito um registo da relação cêntrica numa dimensão vertical estabelecida. Por conseguinte, quando o molde superior está corretamente orientado para o eixo da dobradiça do articulador, o molde inferior fica automaticamente orientado corretamente para o eixo de abertura com um registo preciso da relação cêntrica, porque a mandíbula estava na relação mais retruída em relação ao maxilar em ambos os casos com os côndilos na posição ântero-superior na fossa glenoide.

<u>MOVIMENTOS DA MANDÍBULA</u>[93]

O movimento mandibular ocorre em torno da articulação temporomandibular, que é capaz de efetuar movimentos complexos. O movimento maxilomandibular varia a cada segundo durante o movimento mandibular.

São vistos dois movimentos básicos -

1) Movimento funcional -

Movimento natural e caraterístico que ocorre durante a mastigação, a fala, o bocejo.

2) Movimento parafuncional -

Os movimentos não naturais e não caraterísticos, como apertar, bater e triturar, são os movimentos parafuncionais.

Factores que determinam o movimento mandibular

1) Orientação condilar

2) Orientação Incisal

3) Factores Neuromusculares

1) Orientação condilar / Determinante posterior:-

GPT - "Orientação mandibular gerada pelo côndilo e pelo disco articular que atravessam o contorno da fossa glenoide".

• Não é mais do que o caminho do movimento efectuado pelo côndilo na fossa glenoide.

• A superfície da fossa glenoide determina o caminho do movimento do côndilo.

• A inclinação da fossa glenoide não é reta, mas tem a sua forma, pelo que o côndilo se desloca ao longo da trajetória dessa forma. Este movimento é designado por "orientação do côndilo".

Esta orientação é registada através do registo interoclusal saliente ou do traçado do arco gótico.

2) Orientação incisal / Determinante anterior / Componente visível:-

GPT - "Influência da superfície de contacto dos dentes anteriores mandibulares e maxilares durante o movimento mandibular".

- Quando a mandíbula é trazida para a frente, o bordo incisal dos anterios inferiores desliza ao longo da inclinação da superfície lingual ou da superfície palatina dos anterios maxilares, resultando num contacto de bordo a bordo.

- O ângulo formado entre o eixo longo da parte anterior superior e inferior é designado por ângulo de guia incisal

- De acordo com o glossário de termos protéticos "Ângulo formado no plano horizontal ao traçar uma linha no plano sagital entre o bordo incisal do incisivo central maxilar e mandibular quando os professores estão em oclusão cêntrica."

- A orientação incisal está ausente num paciente completamente desdentado.

3) Determinante neuromuscular -

O papel dos fusos musculares, os engramas proprioceptivos e a resposta neuromuscular às condições oclusais são os factores neuromusculares. A modificação do padrão de contacto oclusal para alterar os estímulos proprioceptivos e a função muscular é conhecida como programação oclusal.

<u>MECÂNICA DO MOVIMENTO MANDIBULAR</u>[93]

O movimento mandibular ocorre como uma série complexa de actividades de rotação e translação tridimensionais inter-relacionadas. É determinado pela ativação combinada e simultânea de ambas as articulações temporomandibulares (articulações temporomandibulares). Embora as articulações temporomandibulares não possam funcionar de forma totalmente independente uma da outra, também raramente funcionam com movimentos simultâneos idênticos. Para compreender melhor as complexidades do movimento mandibular, é benéfico isolar primeiro o movimento que ocorre dentro de uma única articulação temporomandibular. Os tipos de movimento que ocorrem serão discutidos primeiro e, em seguida, os movimentos tridimensionais da articulação serão divididos em movimentos dentro de um único plano.

Tipos de movimento-

Na articulação temporomandibular ocorrem dois tipos de movimento: rotacional e translacional.

MOVIMENTO DE ROTAÇÃO

O Dorland's Medical Dictionary define rotação como "o processo de virar e no sistema mastigatório, a rotação ocorre quando a boca abre e fecha em torno de um ponto fixo ou eixo dentro dos côndilos. Por outras palavras, os dentes podem ser separados e depois ocluídos sem alteração da posição dos côndilos.

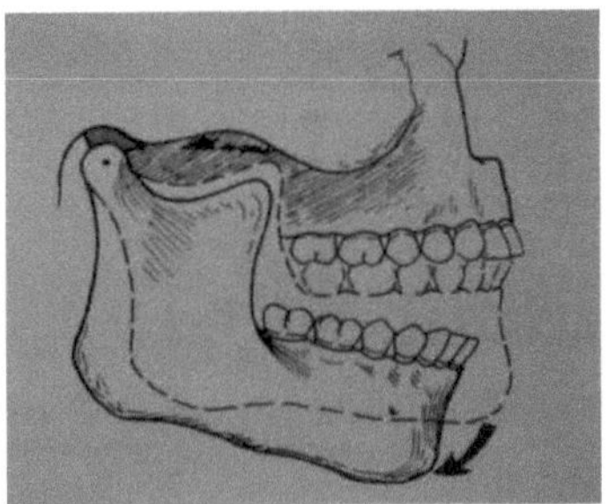

Movimento de rotação em torno de um ponto fixo no côndilo

Na articulação temporomandibular, a rotação ocorre como movimento assim movimento entre a superfície superior do côndilo e a superfície inferior do disco articular. O movimento de rotação é de planos: horizontal, frontal, frontal (vertical) e sagital. Em cada plano ele ocorre em torno de um ponto, chamado de eixo. O eixo de rotação de cada plano será descrito e ilustrado.

Eixo de rotação horizontal -

O movimento mandibular em torno do eixo horizontal é um movimento de abertura e fecho. É referido como um movimento de dobradiça e o eixo horizontal em torno do qual ocorre é, por conseguinte, referido como o eixo da dobradiça. Esta é a posição de relação cêntrica.

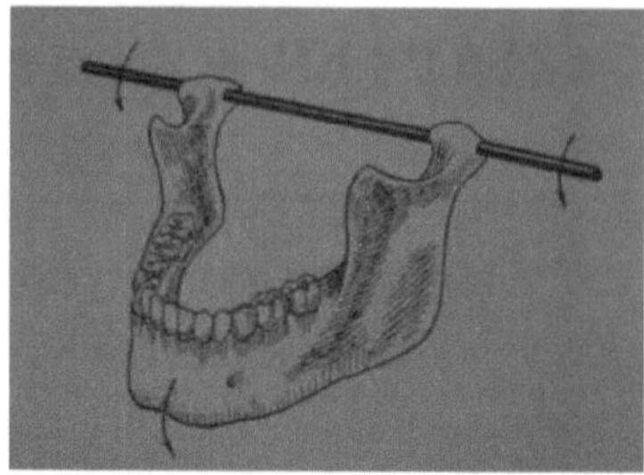

Movimento de rotação em torno do eixo horizontal

Quando os côndilos estão na sua posição mais superior nas fossas articulares e a boca é puramente rodada para abrir, o eixo em torno do qual o movimento ocorre é chamado de eixo da dobradiça terminal. O movimento de rotação em torno da charneira terminal pode ser facilmente demonstrado, mas raramente ocorre durante a função normal.

Eixo de rotação frontal (vertical)

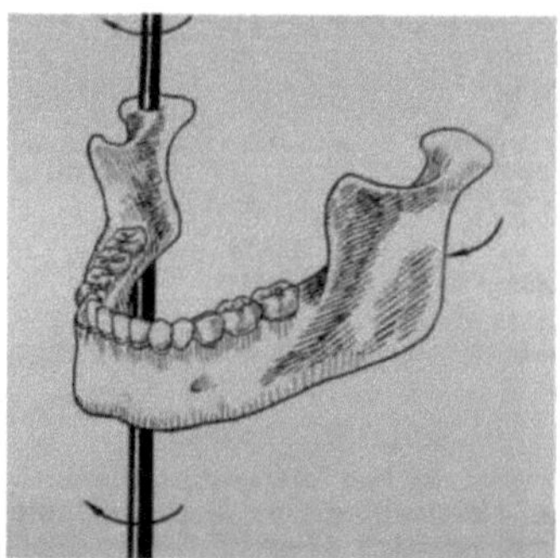

Movimento de rotação em torno do eixo frontal (vertical)

O movimento mandibular em torno do eixo frontal ocorre quando um côndilo se move anteriormente para fora da posição de articulação terminal, com o eixo vertical do côndilo oposto permanecendo na posição de articulação terminal. Devido à inclinação da eminência articular, que determina que o eixo frontal se incline à medida que o côndilo em movimento ou em órbita se desloca para o interior, este tipo de movimento isolado não ocorre naturalmente.

Eixo de rotação sagital

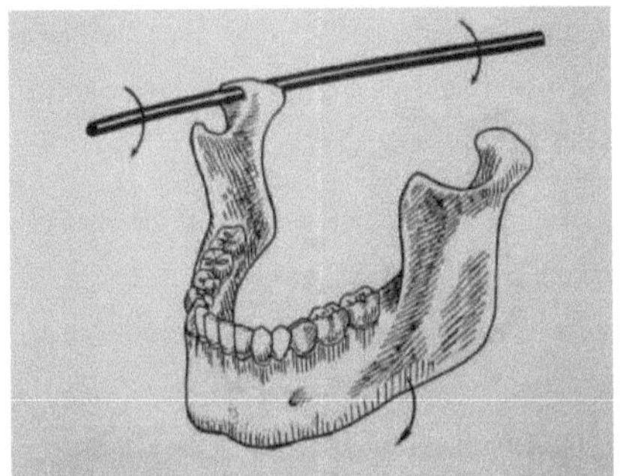

Movimento de rotação em torno do eixo sagital

O movimento mandibular em torno do eixo sagital ocorre quando um côndilo se desloca inferiormente enquanto o outro permanece na posição de dobradiça terminal. Uma vez que os ligamentos e a musculatura da articulação temporomandibular impedem uma deslocação inferior do côndilo (luxação), este tipo de movimento isolado não ocorre naturalmente. No entanto, ocorre em conjunto com outros movimentos, quando o côndilo orbitário se move para baixo e para a frente através da eminência articular.

<u>MOVIMENTO DE TRANSLAÇÃO</u>

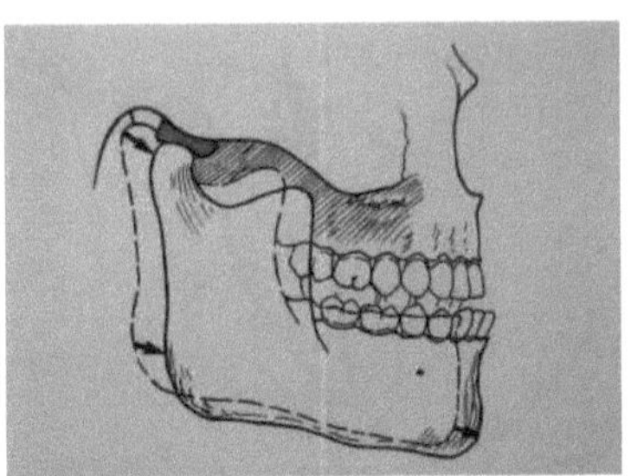

Movimento de translação da mandíbula

A translação pode ser definida como um movimento em que todos os pontos do objeto em movimento têm simultaneamente a mesma velocidade e direção. No sistema mastigatório, ocorre quando a mandíbula se move para frente, como na protrusão. Os dentes, os côndilos e os ramos movem-se todos na mesma direção e no mesmo grau.

A translação ocorre na cavidade superior da articulação entre a superfície superior do disco articular e a superfície inferior da fossa articular (ou seja, entre o complexo disco-côndilo e a fossa articular).

Durante a maioria dos movimentos normais da mandíbula, tanto a rotação como a translação ocorrem em simultâneo, ou seja, enquanto a mandíbula está a rodar em torno de um ou mais eixos, cada um dos eixos está a transladar (mudando a sua orientação no espaço). Isto resulta em momentos muito complexos que são extremamente difíceis de visualizar.

<u>MOVIMENTOS FRONTEIRIÇOS NUM ÚNICO PLANO</u>[93]

O movimento mandibular é limitado pelos ligamentos e pelas superfícies articulares das articulações temporomandibulares, bem como pela morfologia e alinhamento dos dentes. Quando a mandíbula se move através da amplitude de movimento exterior, resultam limites reprodutíveis e descritíveis, que são designados por movimentos de fronteira.

<u>Limite do plano sagital e movimentos funcionais</u>

O movimento mandibular visto no plano sagital pode ser visto como tendo quatro componentes de movimento distintos:

1. Limite posterior da abertura
2. Limite de abertura anterior
3. borda de contacto superior
4. Funcional.

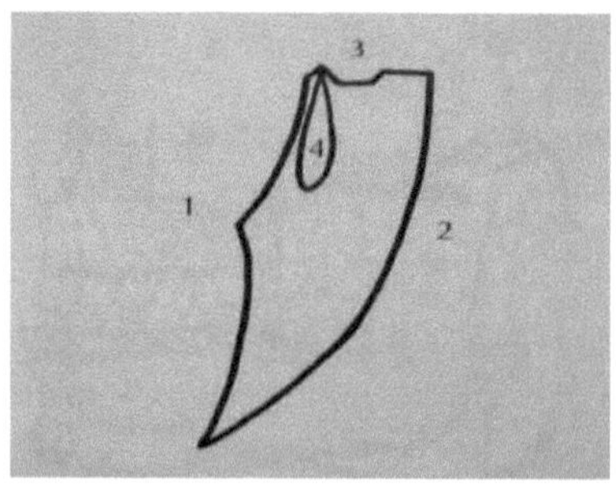

A amplitude dos movimentos dos bordos de abertura posterior e anterior é determinada, ou limitada, principalmente pelos ligamentos e pela morfologia das articulações temporomandibulares. Os movimentos do bordo de contacto superior são determinados pelas superfícies oclusais e incisais dos dentes. Os movimentos funcionais não são considerados movimentos de fronteira, uma vez que não são determinados por uma amplitude de movimento exterior. Eles são determinados pelas respostas condicionais do sistema neuromuscular.

Movimentos do bordo de abertura posterior-

Os movimentos da borda posterior de abertura no plano sagital ocorrem como movimentos de articulação em dois estágios. Na primeira fase, os côndilos são estabilizados na sua posição mais superior nas fossas articulares (ou seja, a posição de articulação terminal). A posição condilar mais superior a partir da qual pode ocorrer um movimento do eixo da dobradiça é a posição de relação cêntrica (RC). A mandíbula pode ser baixada (abertura da boca num movimento rotacional puro sem translação dos côndilos.

Na RC, a mandíbula pode ser rodada em torno do eixo horizontal até uma distância de apenas 20-25 mm, medida entre os bordos incisais dos incisivos maxilares e mandibulares. Neste ponto de abertura, os ligamentos da MT contraem-se, após o que a abertura contínua resulta numa translação anterior e inferior dos côndilos. Com a translação dos côndilos, o eixo de rotação da mandíbula desloca-se para os corpos dos ramos, resultando na segunda fase do movimento da borda de abertura posterior. A localização exacta dos eixos de rotação nos ramos é provavelmente a área de fixação dos ligamentos esfenomandibulares. A abertura máxima está na faixa de 40 a 60 mm quando medida entre as bordas incisais dos dentes maxilares e mandibulares.

Movimentos do bordo de abertura anterior -

Com a mandíbula aberta ao máximo, o fechamento acompanhado pela contração dos pterigóides laterais inferiores (que mantêm os côndilos posicionados anteriormente) gerará o movimento anterior da borda de abertura. Como a posição protrusiva máxima é determinada em parte pelos ligamentos estilomandibulares, à medida que o fechamento ocorre, o aperto dos ligamentos produz um movimento posterior dos côndilos. O movimento posterior do côndilo da posição de máxima abertura para a posição de máxima protrusão produz excentricidade no movimento da borda anterior. Por conseguinte, não se trata de um movimento de dobradiça puro.

Movimentos superiores da borda de contacto-

Enquanto os movimentos do bordo anteriormente discutidos são limitados pelos ligamentos, o movimento do bordo de contacto superior é determinado pelas caraterísticas das superfícies de oclusão dos dentes. Ao longo de todo este movimento, o contacto dentário está presente. A sua delimitação precisa depende de

(1) A quantidade de variação entre a relação cêntrica e a máxima intercuspidação.

(2) A inclinação das cúspides dos dentes posteriores.

(3) A quantidade de sobreposição vertical e horizontal dos dentes anteriores.

(4) A morfologia lingual dos dentes anteriores do maxilar e

(5) As relações interarcos gerais dos dentes. Uma vez que este movimento de margem é determinado exclusivamente pelos dentes, as alterações nos dentes resultarão em alterações na natureza do movimento de margem.

Na posição de relação cêntrica, os contactos dentários são normalmente encontrados em um ou mais pares opostos de dentes posteriores. O contacto dentário inicial no fecho da charneira terminal (relação cêntrica) ocorre entre as inclinações mesiais de um dente maxilar e as inclinações distais de um dente mandibular. Se uma força muscular for aplicada à mandíbula, ocorrerá um movimento ou deslocamento superoanterior até que a posição intercuspídea seja alcançada. Além disso, esse deslizamento da relação cêntrica para a máxima intercuspidação pode ter um componente lateral. O deslizamento da RC para a PIC está presente em aproximadamente 90% da população, e a distância média é de 1,25+/-1mm.

Na posição intercuspidal, os dentes anteriores opostos geralmente entram em contacto. Quando a mandíbula está protruída a partir da máxima intercuspidação, o contacto entre as bordas incisais dos dentes anteriores da mandíbula e as inclinações linguais dos dentes anteriores da maxila resulta num movimento anteroinferior da mandíbula. Este movimento continua até que os dentes anteriores maxilares e mandibulares se encontrem numa relação de borda a borda, altura em que se segue uma trajetória horizontal. O movimento horizontal continua até que as bordas incisais dos dentes mandibulares ultrapassem as bordas incisais dos dentes maxilares. Neste ponto, a mandíbula move-se numa direção superior até ao contacto dos dentes posteriores. As superfícies oclusais dos dentes posteriores ditam então o restante trajeto para o movimento protrusivo máximo, que se junta à posição mais superior do movimento do bordo de abertura anterior.

Quando uma pessoa não tem discrepância entre a relação cêntrica e a máxima intercuspidação, a descrição inicial do movimento da borda de contacto superior é alterada. A partir do RC, não há deslizamento superior para o PIC. O movimento protrusivo inicial engata imediatamente nos dentes anteriores e a mandíbula move-se inferiormente, como detectado pela anatomia lingual dos dentes anteriores superiores.

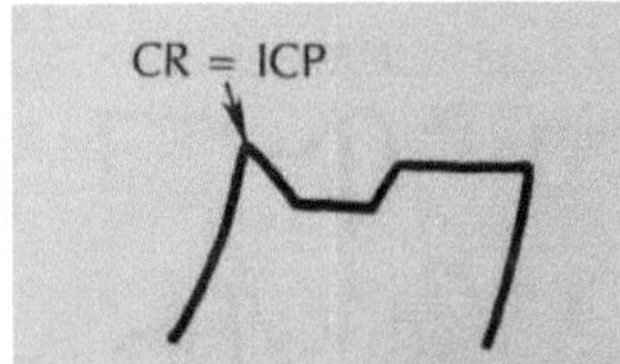

O movimento da borda superior quando os côndilos estão em RC é o mesmo que o ICP

MOVIMENTOS FUNCIONAIS

Os movimentos funcionais ocorrem durante a atividade funcional da mandíbula. Normalmente, ocorrem no âmbito dos movimentos fronteiriços e, por conseguinte, são considerados movimentos livres. A maioria das actividades funcionais requer uma intercuspidação máxima e, por conseguinte, situa-se normalmente na posição intercuspídea e abaixo dela. Quando a mandíbula está em repouso, encontra-se aproximadamente 2 a 4 mm abaixo da posição intercuspídea. Esta posição tem sido designada por posição de repouso clínico.

Nesta altura, a força da gravidade que puxa a mandíbula para baixo está em equilíbrio com a elasticidade e a resistência ao estiramento dos músculos elevadores e de outros tecidos moles que suportam a mandíbula. Por conseguinte, esta posição é melhor descrita como a posição de repouso clínico. Se o movimento de mastigação for examinado no plano sagital, verifica-se que o movimento começa na posição intercuspídea e desce para baixo e ligeiramente para a frente até à posição de abertura desejada. Em seguida, regressa numa trajetória mais reta, ligeiramente posterior ao movimento de abertura.

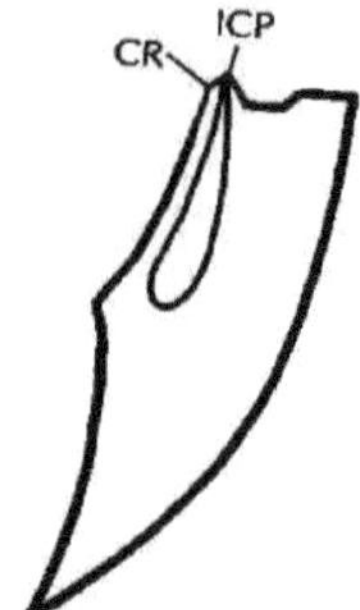

Fronteira do plano horizontal e movimentos funcionais

Foi utilizado um aparelho de corrida em arco gótico para registar os movimentos mandibulares no plano horizontal.

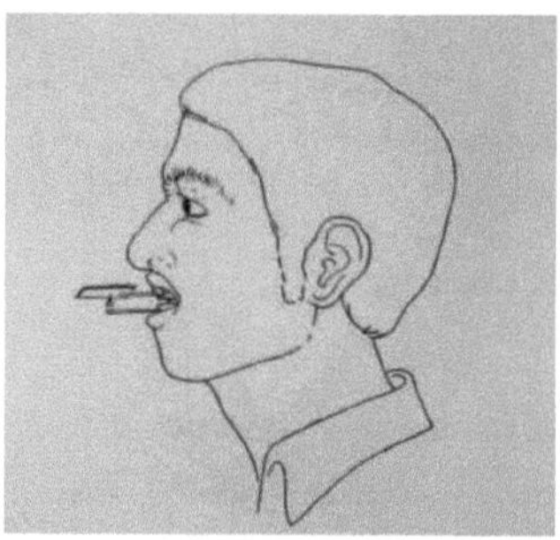

Quando os movimentos mandibulares são vistos no plano horizontal, pode ser visto um padrão em forma de losango que tem quatro componentes de movimento distintos mais um componente funcional.

1.   Borda lateral esquerda

2.   Margem lateral esquerda contínua com protrusão

3.   Borda lateral direita

4.   Continuação do bordo lateral esquerdo com protrusão.

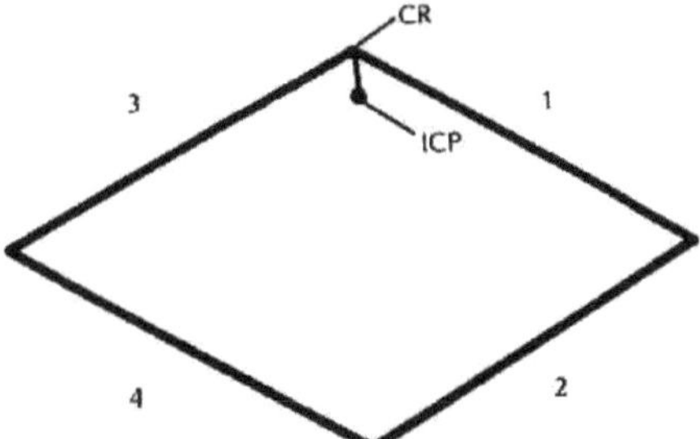

Movimentos do bordo lateral esquerdo

Com os côndilos na posição CR, a contração do período lateral inferior direito fará com que o côndilo direito se mova anterior e medialmente (também inferiormente). Se o pterigoide lateral inferior esquerdo permanecer relaxado, o côndilo esquerdo permanecerá situado em RC e o resultado será um movimento da borda lateral esquerda (ou seja, o côndilo direito orbitando em torno do eixo frontal do côndilo esquerdo). O côndilo esquerdo é, portanto, chamado de côndilo rotativo, uma vez que a mandíbula gira em torno dele. O côndilo direito é designado por côndilo de redação, uma vez que se encontra do lado do trabalho. Da mesma forma, o côndilo direito é chamado de côndilo não funcional, pois está localizado no lado não funcional.

Movimentos contínuos do bordo lateral esquerdo com protrusão

Com a mandíbula na posição de borda lateral esquerda, a contração do músculo pterigoide lateral inferior esquerdo, juntamente com a contração contínua do músculo pterigoide lateral inferior direito, fará com que o côndilo esquerdo se desloque anteriormente e para a direita.

Uma vez que o côndilo direito já se encontra na sua posição máxima anterior, o movimento do côndilo esquerdo para a sua posição máxima anterior irá causar um deslocamento da linha média mandibular para trás, de modo a coincidir com a linha média da face.

Movimentos do bordo lateral direito

Depois de os movimentos do bordo esquerdo terem sido registados no traçado, a mandíbula foi registada no traçado, a mandíbula é devolvida ao RC e os movimentos do bordo lateral direito são registados.

A contração do músculo pterigóideo lateral inferior esquerdo fará com que o cônolo esquerdo se desloque anterior e medialmente (também inferiormente). Se o músculo pterigóideo lateral inferior direito permanecer relaxado, o cônolo direito permanecerá situado na posição CR. O movimento mandibular resultante será a borda lateral direita (por exemplo, o cônolo esquerdo orbitando em torno do eixo frontal do cônolo direito). O cônolo neste movimento é, portanto, chamado de cônolo rotativo, uma vez que a mandíbula está a rodar em torno dele. O cônolo esquerdo durante este movimento é chamado de cônolo em órbita, uma vez que está a orbitar em torno do cônolo rotativo.

Movimentos contínuos do bordo lateral direito com protrusão

Com a mandíbula na posição de borda lateral direita, a contração do músculo pterigoide lateral inferior direito, juntamente com a contração contínua do pterigoide lateral inferior esquerdo, fará com que o cônolo direito se mova anteriormente e para a esquerda. Uma vez que o cônolo esquerdo já se encontra na sua posição anterior máxima, o movimento do cônolo para a sua posição anterior máxima irá causar um deslocamento para trás na linha média mandibular para coincidir com a linha média da face. Isto completa o movimento da borda mandibular no plano horizontal.

Os movimentos laterais podem ser gerados por diferentes níveis de abertura mandibular. Os movimentos dos bordos gerados com cada grau crescente de abertura resultarão em traçados sucessivamente mais pequenos até que, na posição de abertura máxima, pouco ou nenhum movimento lateral possa ser efectuado.

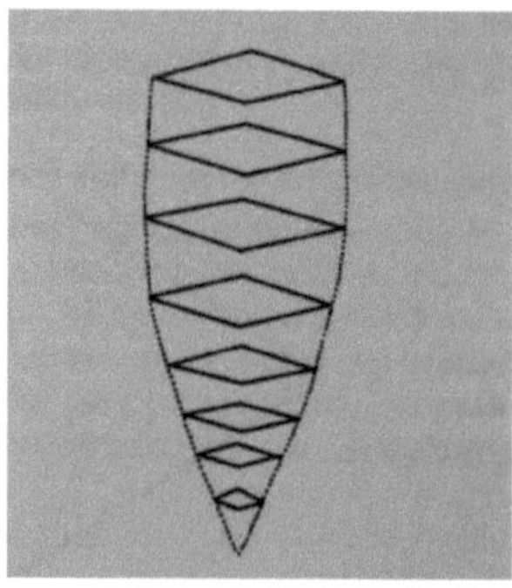

<u>*Movimentos funcionais*</u>

Tal como no plano sagital, os movimentos fictícios no plano horizontal ocorrem mais frequentemente perto da posição intercostal. Durante a mastigação, a amplitude do movimento da mandíbula começa a alguma distância da posição intercostal máxima; mas à medida que o alimento é dividido em partículas mais pequenas, a ação da mandíbula aproxima-se cada vez mais da PIC. A posição exacta da mandíbula durante a mastigação é ditada pela configuração oclusal existente.

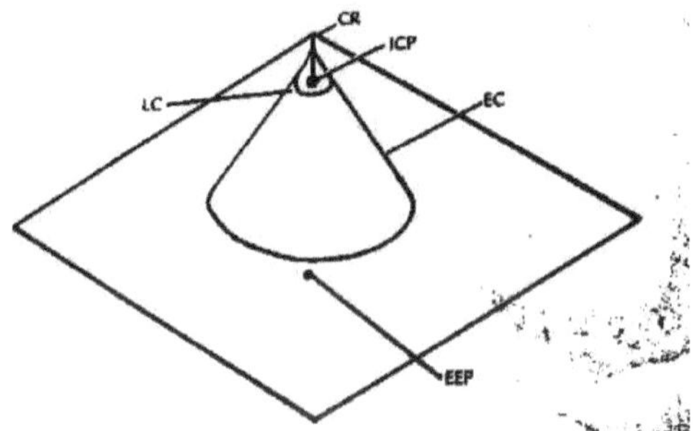

Amplitude de movimento funcional dentro dos movimentos da borda horizontal

CR - relação cêntrica; ICP - posição intercuspídea; EEP - posição extremo-a-extremo dos dentes anteriores; EC - área utilizada para os estágios iniciais da mastigação; LC - área utilizada para os estágios tardios da mastigação

Fronteira frontal (vertical) e movimentos funcionais

Quando o movimento mandibular é visto no plano frontal, pode ser visto um padrão em forma de prateleira que tem quatro componentes de movimento distintos juntamente com o componente funcional:

1. Borda superior lateral esquerda

2. Limite da abertura lateral esquerda

3. Borda superior lateral direita

4. Limite de abertura lateral direito.

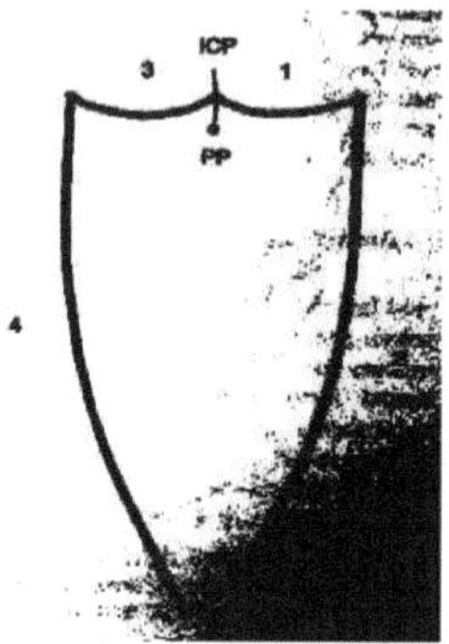

Embora o movimento do bordo mandibular no plano frontal não tenha sido tradicionalmente "traçado", é necessária uma compreensão do mesmo que seja útil para visualizar a atividade mandibular a três dimensões.

Movimento do bordo superior lateral esquerdo

Com a mandíbula em máxima intercuspidação, movimentos laterais efectuados para a esquerda. Um aparelho de registo revelará a criação de uma trajetória inferiormente côncava. A natureza precisa desta trajetória é determinada principalmente pela morfologia e pelas relações dos dentes maxilares e mandibulares que estão em contacto durante este movimento. De influência secundária são as relações côndilo-disco-fossa e a morfologia da articulação temporomandibular do lado de trabalho ou de rotação. A extensão lateral máxima deste movimento é determinada pelos ligamentos da articulação rotativa.

Movimentos do bordo de abertura lateral esquerdo

A partir da posição máxima do bordo superior lateral esquerdo, um movimento de abertura da mandíbula produz um trajeto convexo lateral. À medida que se aproxima a abertura máxima, os ligamentos contraem-se e produzem um movimento dirigido medialmente que causa um desvio para trás na linha média mandibular para coincidir com a linha média da face.

Movimentos do bordo superior lateral direito

Uma vez registados os movimentos do bordo frontal esquerdo, a mandíbula volta à incrustação máxima. A partir desta posição, é efectuado um movimento lateral para a direita que é semelhante ao movimento do bordo superior lateral esquerdo. Podem ocorrer ligeiras diferenças devido aos contactos dentários envolvidos.

Movimentos do bordo de abertura lateral direito

A partir da posição máxima da borda lateral direita, um movimento de abertura da mandíbula produz um caminho convexo lateral semelhante ao movimento de abertura à esquerda. À medida que se aproxima a abertura máxima, os alinhamentos estreitam-se e produzem um movimento dirigido medialmente que causa um desvio para trás na linha média mandibular para coincidir com a linha média da face para terminar este movimento de abertura à esquerda.

<u>*Movimentos funcionais*</u>

Tal como nos outros planos, os movimentos ficcionais no plano frontal começam e terminam na posição intercostal. Durante a mastigação, a mandíbula desce diretamente para baixo, até atingir a abertura desejada. Desloca-se para o lado em que o bolo alimentar é colocado e eleva-se. No último milímetro de fechamento, a mandíbula se desloca rapidamente de volta para o PIC.

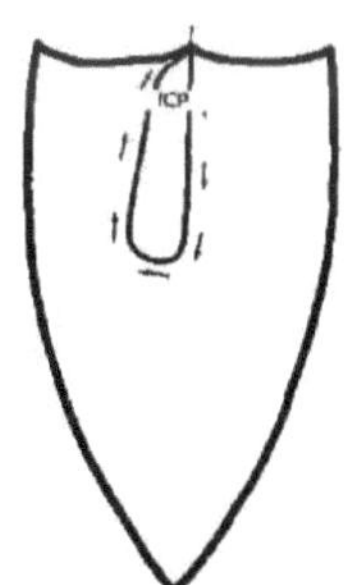

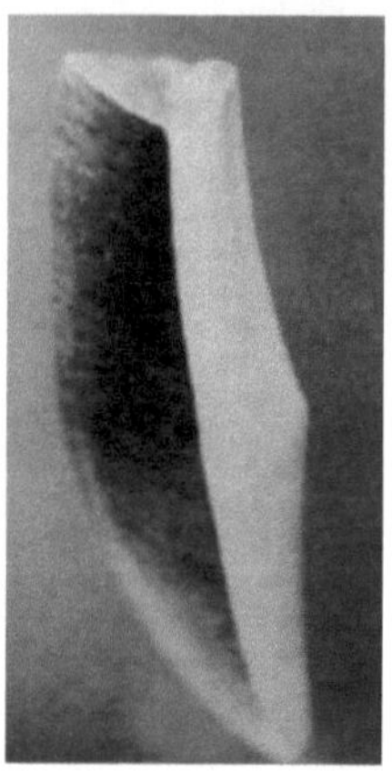

Foi descrito pela primeira vez por Posselt em 1952. Combinando os movimentos da borda mandibular nos três planos (sagital, horizontal e frontal), um envelope tridimensional de movimento pode ser a amplitude máxima de movimento da mandíbula. Embora o envelope tenha esta forma caraterística, existem diferenças de pessoa para pessoa. A superfície superior do envelope é determinada pelos contactos dentários, enquanto os outros limites são determinados principalmente pelos ligamentos e pela anatomia articular que restringem ou limitam o movimento.

<u>MOVIMENTO BENNET</u>[1,25,93,94]

GPT - "Movimento lateral do corpo ou deslocamento lateral da mandíbula resultante dos movimentos dos côndilos ao longo das inclinações laterais ao longo da fossa mandibular no movimento lateral da mandíbula."

- A deslocação lateral da mandíbula, quando ocorre, pode ser registada na região do côndilo de translação do lado não funcional. Durante o movimento lateral, a mandíbula desloca-se para o lado ativo entre 1 a 4 mm. Este deslocamento lateral é designado por **Movimento de Bennett.** O deslocamento não está associado à laterotrusão e pode ocorrer antes ou junto com a laterotrusão. Durante este movimento, o côndilo não funcional move-se para a frente e medialmente, enquanto o côndilo funcional roda no eixo vertical e também se move lateralmente.

Classificação-

1) ***Turno lateral imediato***

   - Deslocamento da mandíbula antes de ocorrer o movimento para a frente do côndilo não funcional. O deslocamento varia de 1-4 mm.

2) ***Deslocação lateral recorrente***

   - Translação lateral que ocorre primeiro 2-3mm de movimento para a frente do côndilo não funcional.

   - A mandíbula começa a deslocar-se rapidamente durante os primeiros 203 mm e depois continua a deslocar-se de forma menos rápida.

3) ***Deslocação lateral progressiva***

   - Translação lateral que ocorre após 2-3 mm de movimento para a frente do côndilo não funcional. O deslocamento da mandíbula é gradual e não se altera com o tempo

Ângulo de Bennet - GPT - Ângulo formado pelo plano sagital e a trajetória do avanço do côndilo durante o movimento lateral da mandíbula, visto no plano horizontal.

   - Ângulo formado entre a trajetória do côndilo inoperante e o plano sagital

   - O ângulo de Bennet é de cerca de 7,5 - 12,8°

   - O ângulo de Bennet é utilizado em articuladores com capacidade de translação lateral imediata; $L = H/8 + 12$.

   - A posição lateral direita máxima é então descendente para a posição de abertura máxima da boca.

MOVIMENTOS TRANSFRONTEIRIÇOS[1,93]

O movimento intra-fronteiras ocorre dentro do movimento do envelope.

São de dois tipos, nomeadamente

1) Movimento funcional.

2) Movimento parafuncional.

Discurso -

O movimento mandibular é variável durante a fala, dependendo das sílabas utilizadas, do sotaque e da velocidade.

É difícil registar movimentos mandibulares definitivos e repetíveis durante a fala.

Deglutição -

A mandíbula retorna à posição de relação cêntrica durante a deglutição. E, imediatamente após a deglutição, há uma pausa no movimento, seguida de um movimento para a posição de repouso.

O toque tem a função de selar o palato para que o bolo alimentar possa mover-se apenas posteriormente. Este movimento do toque ajuda a deslocar a mandíbula posterior e superiormente.

Bocejo -

Durante o bocejo, a mandíbula pode mover-se para a frente e para baixo até à posição de abertura máxima da boca.

A amplitude deste movimento é também variável.

Movimento parafuncional -

Incluir o movimento durante o aperto de mão, bruxismo e outros movimentos habituais.

Estes movimentos devem ser registados e estudados a fim de fabricar uma prótese adequada que funcione em harmonia com estes movimentos.

A duração total destes movimentos parafuncionais é muito maior (4 horas / dias) do que a de todos os movimentos funcionais (10 - 15 min / dias).

Clinicamente, o guia de excursão mandibular de Ney pode ser utilizado para treinar a mandíbula a efetuar movimentos mandibulares.

C) <u>FACTORES NEUROMUSCULARES</u>[91,95]

No passado, o critério comum para avaliar a desejabilidade de uma posição oclusal era a repetitividade mecânica com que a posição podia ser registada. A preocupação com este critério é compreensível quando se considera o problema que o clínico enfrenta quando tem de decidir sobre uma posição oclusal para o paciente que se tornou edêntulo numa ou em ambas as arcadas, ou que teve as coroas reduzidas para reconstrução, ou que tem uma oclusão existente que lhe está a causar problemas de disfunção e desconforto.

No entanto, um critério ainda mais importante para avaliar a conveniência de uma posição oclusal é o seu efeito no aparelho neuromuscular. Infelizmente, as medições mecânicas efectuadas em condições de registo da oclusão condilar não permitem determinar se a repetição ocorre em condições de relaxamento muscular ou de tensão muscular. A presença de dispositivos mecânicos, tais como embraiagens, rolamentos centrais ou pantógrafos, que têm sido utilizados para medir as posições dos bordos, provocam uma resposta neuromuscular pela sua própria presença. Estes dispositivos perturbam de tal modo a musculatura que não é possível obter informações válidas e simultâneas sobre a função ou disfunção neuromuscular nestas condições.

O maior obstáculo à medição da função e disfunção neuromuscular tem sido a falta de instrumentos de medição electrónicos de alta tecnologia, capazes de seguir o movimento e a posição mandibular com o mínimo de perturbação neuromuscular num grande número de indivíduos. Tais instrumentos de medição só recentemente foram desenvolvidos e disponibilizados.

-	Os músculos da mastigação são os determinantes mais importantes do movimento mandibular.

-	Num doente normal, os músculos funcionam de forma coordenada e suave, mas, quando há hipertrofia ou desuso de um grupo de músculos, o movimento da mandíbula é descoordenado e assimétrico.

-	A tonicidade dos músculos também determina a liberdade de movimentos.

Responsabilidade da musculatura pela relação cêntrica[25]

A relação cêntrica não é uma posição de repouso ou postural. Por conseguinte, certos músculos devem estar activos para além do estado de contração tónica para mover e fixar a mandíbula nesta posição. A atividade destes músculos posicionadores não nega, de forma alguma, a validade da definição de relação cêntrica. As origens e inserções anatómicas e os achados electromiográficos indicam que as partes posteriores e médias dos músculos temporais combinadas com os músculos supra-hióideos (principalmente o genio-hióideo e o digástrico) posicionam a mandíbula na sua relação mais retruída com os maxilares. Os músculos elevadores (temporal, masseter e pterigóideo interno) elevam a mandíbula de uma posição aberta para a dimensão vertical desejada. A mandíbula é estabilizada ou fixada nessa altura vertical pela contração isométrica dos músculos de abertura e fechamento mandibular. Os músculos pterigóides externos mostram pouco aumento acima da atividade de repouso quando a mandíbula está em relação cêntrica.

Papel da musculatura no posicionamento ântero-superior dos côndilos em relação cêntrica[25] -

Williamson estudou o padrão de contração muscular. A partir de estudos electromiográficos, descobriu que a cabeça superior do pterigóideo lateral colocava o disco na posição de apoio contra a inclinação posterior da eminência e a contração do temporal colocava o côndilo superiormente em estreita aproximação ao disco. Este conjunto côndilo-disco foi então finalmente assentado contra a vertente posterior da eminência pela contração do masseter e do temporal.

FACTORES QUE INFLUENCIAM A RELAÇÃO CÊNTRICA[30]

1. Estabilidade das bases de registo

- Wright - os registos não são mais exactos do que as bases utilizadas no seu registo

2. Resiliência dos tecidos de suporte

- Hanau apontou o "efeito realeff" - "efeito resiliente e semelhante" dos tecidos de suporte como a principal fonte de erro
- Resiliência mínima dos tecidos

3. Articulação temporomandibular e mecanismo neuromuscular

- A ATM deve ser saudável e o controlo neuromuscular deve ser bom

4. Carácter da pressão aplicada

- O registo da relação cêntrica deve ser efectuado sob pressão mínima

5. Técnica utilizada

- Técnica da mordida de cera
- Gravações gráficas

6. Competência do operador

- Guiar a mandíbula para a posição correta

7. Saúde e cooperação do paciente

8. Relação maxilomandibular

- Relação de cumeeira de classe II e de classe III em que não é possível localizar o centro verdadeiro de ambos os arcos

9. Postura do doente

- Posição confortável
- Sentar-se ereto durante os traçados do arco gótico

10. Arco alveolar

- Tamanho e carácter
- O bom estado das cumeeiras proporciona bases estáveis

- Firmeza e resiliência mínima da mucosa

11. Carácter da saliva

- Estabilidade das bases de registo
- Saliva a mais ou a menos não é bom

12. Língua

- Posição e tamanho
- Uma língua grande pode comprometer a estabilidade das bases de registo

<u>OCLUSÃO EM RELAÇÃO CÊNTRICA</u>

1) <u>Centrado no ponto</u>[96]

O termo point centric foi cunhado por Stuart. Segundo ele, nos indivíduos com oclusão perfeita, sem más oclusões, sem distúrbios neuromusculares, os côndilos da ATM, os dentes e todos os componentes do sistema estomatognático estão alinhados. Neste alinhamento, os côndilos encontram-se na sua posição mais ântero-superior, alinhados com o eixo da charneira terminal, e existe uma intercuspidação máxima em posição de relação cêntrica. Trata-se de uma localização exacta da oclusão cêntrica em relação cêntrica. Segundo ele, esta localização precisa é desejada para a reabilitação de pacientes com prótese completa ou boca cheia.

2) <u>Long Centric (Pankey, Mann)</u> [97]

Trata-se de uma condição em que a oclusão cêntrica não coincide com a relação cêntrica. Aqui é dada liberdade para fechar a mandíbula em cêntrica ou ligeiramente anterior a ela em oclusão cêntrica, com um deslizamento suave sem afetar qualquer alteração na dimensão vertical.

Nota: - O cêntrico longo ou liberdade de cêntrico não existe na oclusão humana normal, mas representa um princípio a ser seguido em pacientes que necessitam de reconstrução oclusal.

Não compensa, de forma alguma, o registo incorreto do RC no paciente. Não se trata de um ajuste para o cêntrico correto na restauração, mas sim de um procedimento laboratorial planeado que abstém a área oclusal funcional ou um campo oclusal. O cêntrico longo também é conhecido como liberdade em cêntrico ou área cêntrica.

<u>Fundamentação da liberdade em Centric -</u>[919z]

Muitos casos de reabilitação oclusal completa que foram restaurados com o que foi considerado por muitos da nossa profissão como a oclusão ideal falharam devido à perda alveolar.

Foram discutidas muitas causas potenciais que contribuem para a lesão traumática das estruturas alveolares que suportam os dentes. O ponto do traçado gótico tem sido reconhecido pela maioria dos professores de odontologia e profissionais de restauração como o ponto em que os dentes opostos devem ser interdigitados, na maioria das vezes, com pouca ou nenhuma liberdade excêntrica. Esta prática pode ser um fator importante que contribui para o trauma.

No conceito de liberdade em cêntrica, a relação cêntrica e a máxima intercuspidação coincidem, mas existe uma área plana nas fossas centrais sobre a qual as cúspides opostas contactam, o que permite um grau de liberdade nos movimentos cêntricos não influenciado pelas inclinações dentárias. O ponto do traçado do arco gótico pode ou não ser uma posição de fecho invariável. Caso contrário, o fecho em inclinações excêntricas pode ser traumatogénico.

O Dr. Posselt, no seu trabalho de investigação, mostrou provas de que, na grande maioria dos casos, existia uma diferença ântero-posterior de 0,50 mm a 1,50 mm entre o fecho voluntário mais retruído, que coincide mais frequentemente com o ponto do traçado do arco gótico, e um fecho involuntário.

O Dr. Joseph E. Grasso[99] , num trabalho de investigação realizado na Faculdade de Medicina Dentária da Universidade do Alabama em 1967, mostrou provas de que o traçado da arcada gótica não é uma posição pontual imutável, mas uma posição relativa que varia de registo para registo e de dia para dia. Ele mostrou também que a "variação na direção mediolateral era maior do que a variação anteroposterior". Há também ampla evidência de que a postura tem influência na relação cêntrica maxilomandibular. Todas estas variações no fecho mandibular são comuns ao longo de todas as horas de todos os dias da vida de uma pessoa.

O nosso objetivo deve ser uma oclusão cêntrica estática. Sempre em harmonia com a relação maxilomandibular cêntrica, sem influência de planos inclinados. Com variações nas relações cêntricas da mandíbula, o nosso objetivo só pode ser alcançado se reconhecermos o cêntrico como uma área no plano horizontal e não como um ponto. Isto pode ser mais facilmente conseguido com um instrumento de articulação, montando moldes na relação mais retruída e permitindo que o pino guia anterior ou incisal funcione no grau desejado num plano horizontal antes do movimento do pino guia incisal ser influenciado pelas inclinações da guia anterior ou lateral. O achatamento das asas laterais da mesa de guia incisal aumenta a liberdade lateral. 0,5 - 1,0 mm de liberdade anteroposterior parece bastante adequado para a dentição natural.

Uma liberdade lateral direita e esquerda de 1 mm ou um pouco mais parece ser a mais desejável. Isto estabelece uma área funcional de liberdade nos contornos oclusais dos dentes posteriores. Na prótese de dentadura completa, a liberdade na oclusão cêntrica é fortemente recomendada se estiver a ser utilizada uma cúspide de um dente posterior. Progressivamente, à medida que se perde a dimensão vertical devido à reabsorção do rebordo, os dentes inferiores avançam em relação aos dentes superiores e perde-se uma oclusão cêntrica estática. Por esta razão, é essencial um maior grau de liberdade anterior para manter uma função favorável.

Alguns dentistas têm defendido a colocação da área horizontal de liberdade na fossa central apenas dos dentes inferiores. Isto deixaria o contacto da cúspide vestibular inferior em cêntrica. Reduziria as tensões funcionais e, ao colocá-las mais para a lingual das cristas de suporte, aumentaria a estabilidade da prótese.

A nossa dentição possui algumas caraterísticas que não são muito diferentes de outros dispositivos mecânicos. Com a relação normal entre os dentes, no ciclo de mastigação, a cúspide vestibular inferior entra primeiro em contacto com a inclinação funcional do dente superior oposto. Em seguida, a mandíbula é movida em direção à lingual numa linha que pode ser quase paralela ao plano do dente que está a ser contactado. Um cêntrico pontual aumentaria muito o potencial de trauma, mais do que seria de esperar se houvesse uma área horizontal de contacto ou liberdade no cêntrico.

Os impulsos proprioceptivos protegem-nos de lesões. Na oclusão estreitamente intercuspidada, este choque é instantâneo. Os impulsos proprioceptivos demoram algum tempo a passar para os centros nervosos e a regressar aos músculos. Um grau de liberdade daria mais tempo para esta proteção.

O trauma potencial da cúspide vestibular inferior entrando nas fossas centrais estreitamente interdigitadas tem um grau de semelhança com o automóvel viajando em angulações semelhantes. Uma área horizontal na base da primeira inclinação reduziria o potencial de choque ou trauma. Uma redução da inclinação das inclinações laterais associada a uma área horizontal nas fossas centrais reduziria ainda mais o potencial de traumatismo.

3) <u>Oclusão Miocêntrica [Oclusão Neuromuscular]</u>[95] -

A posição de repouso é o ponto de referência clínico a partir do qual se regista a oclusão miocêntrica. A oclusão miocêntrica é o ponto terminal no espaço em que, com a mandíbula em posição de repouso, a contração muscular isotónica subsequente eleva a mandíbula através do espaço interoclusal ao longo da trajetória miocêntrica (equilibrada pelo músculo).

A posição de referência MC é obtida através da utilização de estimulação neural eléctrica transcutânea, criando uma posição oclusal orientada neuromuscularmente. A teoria é que a estimulação a partir de eléctrodos de superfície colocados sobre o entalhe sigmoide ou mandibular estimula a raiz motora do nervo trigémeo e o nervo facial com uma resposta motora "tudo ou nada" e é, portanto, reproduzível. Os estudos sugerem que a estimulação actua apenas na periferia, sem a participação do sistema nervoso central, tal como referido pelo fabricante. No entanto, os clínicos desenvolveram técnicas com a utilização de estimulação eléctrica dos músculos faciais e de alguns músculos mastigatórios que, segundo os seus relatos, proporcionam uma posição mandibular reprodutível e aceitável. Esta abordagem deve ter em conta as variações do tónus muscular ao longo do dia, com alterações nas actividades da vida diária, vários estados emocionais, postura e fadiga.

<u>Cêntrica habitual, oclusão de conveniência, cêntrica adquirida, posição intercuspídea mesial ou lateral</u>[1,25] -

Estas são posições oclusais quando os dentes estão em máxima intercuspidação, mas os côndilos são colocados anterior ou lateralmente à sua posição em relação cêntrica. Assim, os côndilos deslizam da sua posição em relação cêntrica. O deslizamento em relação cêntrica pode ser mesial ou lateral. O deslizamento em cêntrico lateral produz mais desarmonia neuromuscular do que um deslizamento em cêntrico mesial reto e é um fator importante de desencadeamento do bruxismo.

<u>Oclusão em pacientes edêntulos</u>[1-4]

A oclusão cêntrica é "a relação das superfícies oclusais opostas em posição de relação cêntrica". Os dentes naturais opostos não se encontram de forma uniforme ou máxima no primeiro ponto de contacto para a maioria das pessoas quando a mandíbula está fechada na posição mais retruída. Os contactos dentários iniciais são chamados "contactos oclusais deflectivos" porque desviam a mandíbula da relação cêntrica. Quando esta condição existe, há uma falta de harmonia entre a máxima intercuspidação e a relação cêntrica.

A relação cêntrica pode ser melhor compreendida se pensarmos em termos da relação entre os ossos (mandíbula e maxilar) sem considerar os contactos dentários. A oclusão pode ser melhor compreendida se considerarmos os contactos das superfícies oclusais dos dentes opostos. A relação cêntrica é uma relação de osso para osso, enquanto a oclusão é uma posição de dente para dente.

Nos pacientes edêntulos, muitos dos receptores que iniciam os impulsos que criam padrões de memória para o posicionamento mandibular foram perdidos. Por isso, o doente edêntulo perde muito do controlo de orientação dos movimentos mandibulares e é muito mais provável que os seus dentes entrem em contacto em relação cêntrica do que os do doente dentado. Os contactos irregulares dos dentes em relação cêntrica causam o movimento das bases da prótese nos tecidos de suporte e o deslocamento dos tecidos de suporte por baixo das bases da prótese. Por isso, para os doentes edêntulos, a relação cêntrica é registada e a intercuspidação máxima é estabelecida nesta posição.

Correlação entre a relação cêntrica e a dimensão vertical[8]

A mandíbula pode assumir muitas posições verticais diferentes em relação ao maxilar. Para cada uma dessas posições verticais, existe uma relação mais retruída da mandíbula em relação ao maxilar. Esta é a relação cêntrica para essa dimensão vertical específica.

Na construção de próteses completas, deve ser estabelecida uma dimensão vertical de oclusão que proporcione uma distância interoclusal adequada e permita que os músculos mandibulares funcionem no seu comprimento fisiológico ótimo. É essencial que o registo da relação cêntrica seja efectuado nesta dimensão vertical de oclusão estabelecida, se possível, quando se utiliza uma transferência arbitrária do arco facial para orientar os moldes para o eixo de abertura do articulador.

O eixo de rotação de abertura e fecho do articulador será exatamente o mesmo que o do doente apenas quando os moldes forem montados utilizando um eixo de articulação transversal corretamente localizado. A quantidade de erro que será introduzida pela abertura ou fecho do articulador quando uma montagem arbitrária tiver sido utilizada depende da relação da localização arbitrária com o verdadeiro eixo de articulação e da quantidade de fecho ou abertura do articulador. Em ambos os casos, quanto maior for o movimento do articulador ou quanto maior for a discrepância na posição da dobradiça, maior será o erro introduzido. Portanto, se o registo da relação cêntrica puder ser feito exatamente na dimensão vertical desejada, não será necessária qualquer alteração vertical no articulador e a probabilidade de introduzir este erro pode ser eliminada.

TIPOS DE CONTACTOS OCLUSAIS DE RELAÇÃO CÊNTRICA[1,100]

A. Contacto superfície-superfície

Dawson refere-se a este fenómeno como oclusão de puré de batata. É a forma que resulta se o articulador for simplesmente fechado quando a cera nos moldes está mole. Nunca existe qualquer razão válida para utilizar este tipo de contacto. É stressante e produz interferências laterais em tudo o que não seja a função chop-chop quase vertical.

B. Tripodização

No contacto tripé, a ponta da cúspide nunca toca o dente oposto. Em vez disso, o contacto é feito nos lados das cúspides que têm uma forma convexa. Estes contactos encontram-se nas cristas triangulares vestibulares e linguais e nas vertentes interiores do contacto marginal proximal distribuídas pelas vertentes das fossas. Os contactos de tripodização estão distribuídos de tal forma que não configuram forças laterais sobre os dentes. As forças horizontais estão em equilíbrio e as forças de oclusão resultantes são direcionadas verticalmente ao longo do eixo do dente.

C. Contacto entre a ponta da cúspide e a fossa

Se as pontas das cúspides estiverem corretamente localizadas nas fossas mais vantajosas, este tipo de oclusão oferece uma excelente função e estabilidade com a flexibilidade de escolher qualquer grau de distribuição de forças laterais que se justifique. É a oclusão mais fácil de equilibrar. A resistência ao desgaste é excelente.

D. **Oclusão da fossa cúspide-Oclusão orgânica**

Stallard e Stuart descreveram pela primeira vez o padrão de oclusão terapêutica que apresentava como unidade principal uma cúspide de carimbo encaixada numa fossa. O termo Oclusão Orgânica foi dado a este esquema que foi especificamente concebido para funcionar biologicamente dentro do sistema estomatognático sem gerar forças excessivas, ou seja, forma e função biológicas trabalhando juntas. Este conceito de oclusão baseia-se nos princípios gnatológicos das funções dos maxilares, bem como nos princípios fisiológicos do sistema estomatognático. Durante o fecho dos dentes posteriores na posição intercuspídea, todas as cúspides do selo ocluem simultaneamente nas suas fossas oclusais opostas. Trata-se de uma oclusão de limite distal, pois os côndilos e, consequentemente, as cúspides dos dentes inferiores estão a funcionar nas suas posições mais distais. Ao mesmo tempo que a cúspide do carimbo faz o contacto final numa oclusão de fossa de cúspide, os côndilos são colocados nas suas posições mais livres. Como a intercuspidação está em relação cêntrica, não há interferência de oclusão que cause desvio da mandíbula. As forças oclusais estão em equilíbrio em toda a boca. Os dentes anteriores não se tocam. As forças horizontais durante o fecho cêntrico são essencialmente igualadas e neutralizadas pelas forças recíprocas aplicadas nas superfícies inclinadas. Os vetores de força são, portanto, direcionados verticalmente ao longo do eixo dos dentes. O periodonto tem a capacidade de resistir melhor a essas forças. Não há contacto nas fossas mesiais dos dentes mandibulares ou nas fossas distais dos primeiros e segundos pré-molares superiores, numa oclusão de fossa cúspide. O único contacto dos dentes posteriores é durante o fecho cêntrico. No conceito de fossa cúspide, o fechamento cêntrico é uma posição de fechamento positivo, na qual todos os dentes posteriores entram em contacto simultaneamente. Os contactos recíprocos, uma vez que estão posicionados à volta das fossas, impedem a inclinação ou rotação dos dentes quando são aplicadas forças oclusais.

RETRUSÃO DA MANDÍBULA PARA UMA RELAÇÃO CÊNTRICA[8,10,101]

1)   Pedir ao doente para deixar o maxilar relaxar e puxá-lo para trás e fechar os dentes de trás.

2)   Pedir ao doente para ter a sensação de empurrar o maxilar superior para fora e

fechar os dentes de trás

3)   Pedir-lhe que faça a protrusão e a retrusão da mandíbula, segurando o queixo com o dedo.

4)   Pedir-lhe que faça retroceder a língua para a parte posterior do palato e depois fechar.

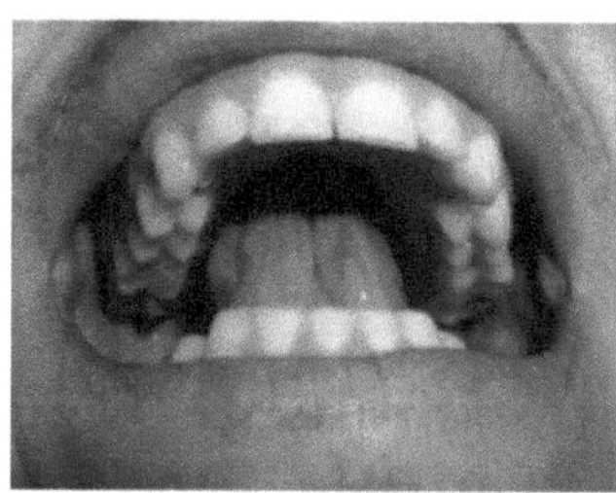

5)   Pedir ao doente para fechar os dentes de trás repetidamente.

6)   Palpar os músculos temporal e masseter para relaxar

7)   Inclinar a cabeça do doente para trás enquanto são efectuados vários exercícios.

<u>GUIAS DO OPERADOR</u>[25]

1)   Orientação do ponto de queixo - Guichet (1970)

Posição do polegar e do indicador na posição Rum.

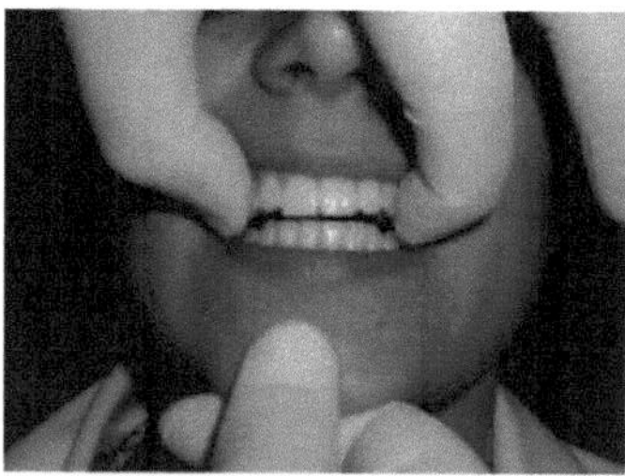

2)   Método dos três dedos - Peter Thomas (1980)

3)   Método bimanual - Peterson Dawson (1974)[1]

Guia a mandíbula na posição mais superior e anterior.

78

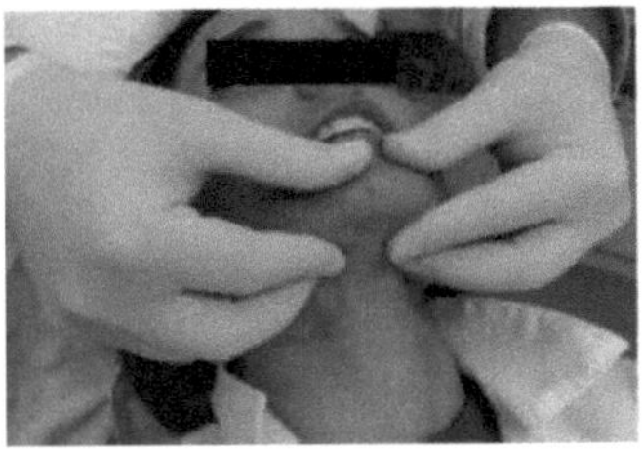

De acordo com Dawson, ao avaliar as várias técnicas de manipulação da mandíbula, várias observações importantes foram consistentemente notadas.

1. As técnicas com uma só mão quase nunca atingem um verdadeiro posicionamento da mandíbula na dobradiça terminal.

2. É extremamente difícil registar a posição da dobradiça terminal quando o doente está de pé. A manipulação da mandíbula é muito mais simples e muito mais consistente se o doente estiver em posição supina.

3. A mandíbula não pode ser forçada para a posição de dobradiça terminal. O eixo terminal deve ser localizado numa posição aberta possível sem pressão sobre a mandíbula e, em seguida, deve ser firmemente mantido nesse eixo enquanto a mandíbula é fechada até ao primeiro ponto de contacto.

4. Se a pressão sobre a mandíbula em direção aos côndilos causar sensibilidade ou dor em qualquer área do côndilo, o côndilo do lado doloroso está a ser mantido para a frente pelo músculo e não está em posição de articulação terminal. É necessária uma manipulação correta para fazer com que o côndilo se afaste mais para trás e para cima. Quando o conjunto côndilo-disco está apoiado no osso e no ligamento, a pressão exercida sobre o côndilo não causa dor ou qualquer tipo de sensibilidade.

5. Uma vez aprendido o método correto de manipulação. Os pacientes não lutarão contra o operador. Não são necessários medicamentos, injecções ou aparelhos se a mandíbula for manipulada corretamente e isto é verdade mesmo em doentes com trismo agudo, exceto nos casos mais raros.

A técnica de manipulação deve ser aprendida e aperfeiçoada tal como se aprende qualquer habilidade que exija destreza. A técnica seguinte evoluiu como um procedimento passo-a-passo que é facilmente aprendido pela maioria dos dentistas. É de notar que alguns dentistas têm grande dificuldade em registar a relação cêntrica por qualquer método. Sempre que um doente fica tenso e não coopera, é quase sempre porque foi aplicada força à mandíbula antes de esta ser suavemente manipulada para o seu eixo terminal na posição aberta.

1.   O doente deve deitar-se de costas, com o queixo virado para cima e o pescoço esticado.

2.   Trabalhando a partir de uma posição sentada atrás do doente, o dentista estabiliza firmemente a cabeça do doente entre o seu antebraço e a caixa torácica. A cabeça do doente deve ser mantida firmemente desta forma. Ao manipular a mandíbula, a cabeça não deve mover-se.

3.   Os quatro dedos de cada pega são colocados no bordo inferior da mandíbula. Isto serve para exercer pressão sobre os côndilos. A pressão deve ser mantida sobre o osso; os dedos não devem pressionar os tecidos moles do pescoço. Qualquer pressão sobre os músculos do pescoço fará com que o doente fique tenso. Não deve ser exercida qualquer pressão em qualquer direção.

4.   Os polegares são colocados sobre a sínfise. Quando se aplica pressão, esta deve ser exercida para baixo e para trás. As pontas dos polegares devem tocar-se. Se os polegares se separarem demasiado, é exercida demasiada pressão sobre os tecidos moles.

5.   Com um toque suave, a mandíbula aberta é ligeiramente manipulada para a posição de dobradiça terminal. Isto é conseguido através de um arco suave da mandíbula até se sentir que está a rodar livremente à volta do eixo condilar. A mandíbula não deve arquear em longos arcos de abertura e fecho; os doentes têm tendência para tensionar a musculatura e combater este tipo de movimento. Arcos curtos de 2 a 3 minutos são suficientes e, em doentes com trismo, um arco de apenas 1 mm pode ser o suficiente para ser conseguido sem criar resistência dos músculos. É claro que não se deve permitir que outros dentes se toquem durante esta manipulação, uma vez que qualquer contacto prematuro dos dentes desencadeará uma contração desviada dos músculos. O arqueamento deve ser desprovido de qualquer influência muscular e, quando isso ocorre, a mandíbula gira livremente em torno do seu eixo condilar. Nesta altura, deve ser aplicada uma

pressão firme para manter o eixo do côndilo firmemente contra os ligamentos limitadores e a eminência. A pressão para trás é aplicada principalmente com os lados dos polegares, mas a direção principal da força exercida pelos polegares sobre a sínfise deve ser ligeiramente descendente (a pressão ascendente na área da sínfise tende a deslocar os côndilos para baixo).

A capacidade de manipular a mandíbula "através" de um músculo contraído só vem com a prática e a compreensão. Até que essa capacidade seja desenvolvida para produzir resultados consistentes, pode ser necessário utilizar outros métodos para colocar os côndilos no seu eixo terminal. Um procedimento simples, mas muito eficaz, consiste em colocar um rolo de algodão entre os dentes da frente, de modo a que os dentes posteriores não se possam tocar. Se o doente mantiver o rolo de algodão no lugar durante alguns minutos, a influência proprioceptiva dos dentes interferentes para os músculos perder-se-á e a mandíbula poderá então ser facilmente manipulada para a posição correta.

6. Quando for possível arquear a mandíbula livremente e sem dor, enquanto exerce uma pressão firme em direção aos côndilos, o dentista está então pronto para aproximar a mandíbula do primeiro ponto de contacto.

A mandíbula não deve ser forçada a fechar num só movimento, mas sim mantida firmemente no seu eixo terminal e arqueada em pequenos arcos de abertura-fechamento. Cada arco de fecho deve ser progressivamente mais próximo do contacto com o dente.

Como o fechamento da mandíbula aproxima os dentes interferentes, a resistência ao fechamento aumenta progressivamente. Devido aos engramas de memória muscular desenvolvidos a partir de padrões de longa data de evitar o contacto prematuro, será difícil fechar a mandíbula no último milímetro, em muitos casos. A mandíbula não deve sair do seu eixo terminal, mas deve ser mantida firmemente no ponto de resistência ao fecho ou um ou dois milímetros aberta. Se a mandíbula for mantida assim durante alguns momentos, a influência proprioceptiva diminui e o fecho arqueado pode ser retomado. Pode ser necessário fechar em incrementos de fração de um milímetro; o dentista será capaz de fechar até ao primeiro ponto de contacto sem deixar os côndilos fora da dobradiça terminal

É frequentemente útil pedir ao doente: "Deixe os seus maxilares fecharem agora até o primeiro dente tocar"; mas se o doente puder ajudar, os côndilos devem ser mantidos no seu eixo terminal.

Existem muitas formas de relaxar e cooperar com os esforços de manipulação. Pedir ao doente para "deixar a mandíbula solta" ajuda frequentemente. Por vezes, fazer com que o doente relaxe os ombros ajuda a diminuir a resistência à manipulação, mas normalmente a resistência é causada pela pressão exercida sobre a mandíbula demasiado cedo, antes de os côndilos estarem na posição de eixo terminal. O eixo deve ser localizado suavemente na posição aberta. O eixo deve ser suavemente localizado na posição aberta antes de ser aplicada pressão. O eixo deve ser colocado suavemente na posição aberta antes de ser aplicada a pressão. O doente deve estar deitado com o queixo virado para cima.

7. Quando o primeiro contacto dente a dente é feito, a primeira interferência na relação cêntrica foi localizada. Com a mandíbula mantida no seu eixo terminal, os dentes interferentes são unidos com fita adesiva duas ou três vezes para que o paciente possa sentir as prematuridades. A mandíbula é fechada para este contacto prematuro. Pede-se ao paciente que ajude a manter essa posição por um segundo e, em seguida, os dentes são apertados entre si.

A direção em que a mandíbula se desvia do seu primeiro contacto dentário para o seu contacto oclusal máximo deve ser anotada. Isto é normalmente chamado de **"deslizamento em cêntrico"**, mas a conotação é enganosa, uma vez que é realmente um deslizamento da relação cêntrica. Independentemente da sua designação, este deslizamento indica que os dentes não estão em harmonia com a relação cêntrica. Quando tal deslizamento está presente, o conjunto côndilo-disco não pode ir para a sua posição fisiológica de apoio contra o osso e o ligamento quando os dentes estão juntos. O resultado de tal relação é o stress.

O objetivo do equilíbrio é eliminar esse stress, eliminando as interferências que fazem com que a mandíbula se desvie do seu arco terminal de fecho. Deve-se notar aqui que a eficácia dos procedimentos de equilíbrio dependerá da capacidade do dentista para manipular corretamente a mandíbula, tal como descrito.

Dificuldades na retrusão da mandíbula -

As dificuldades de retrusão da mandíbula podem ser classificadas em

- Biológico
- Fisiológico
- Mecânica

1) Causas biológicas -

A falta de coordenação entre os grupos de músculos opostos quando o paciente é solicitado a fechar a boca na posição retruída causa uma dificuldade na retrusão da mandíbula.

A relação excêntrica habitual da mandíbula também impede o operador de guiar a mandíbula para a posição mais retruída.

2) Causas fisiológicas -

A incapacidade do doente para seguir as instruções do dentista é um dos principais factores psicofisiológicos que causam dificuldades na retrusão da mandíbula.

Isto pode ser ultrapassado através de exercícios de alongamento e relaxamento, treinando o doente a abrir e fechar a boca.

3) Causas mecânicas -

As placas de base mal ajustadas produzem dificuldade na retrusão da mandíbula. As placas de base devem ser verificadas quanto à sua correta adaptação.

<u>MÉTODOS DE REGISTO DA RELAÇÃO CÊNTRICA EM PACIENTES EDÊNTULOS[8,101]</u>

O registo mais difícil de fazer e a relação maxilomandibular mais importante na construção de próteses completas é a relação cêntrica da mandíbula com os maxilares. Se não for utilizado um registo preciso desta relação para relacionar os moldes no articulador, é impossível harmonizar as posições dos dentes com os movimentos mandibulares. Na ausência de patologia, a relação é estável e reproduzível. Um registo que não pode ser repetido não é aceitável. Um registo da relação maxilo-mandibular que tem de ser repetido parece ser mais difícil de fazer do que um que não tem de ser repetido.

O relaxamento dos músculos ligados à mandíbula é essencial para o procedimento. As tensões psíquicas ou emocionais, a dor ou o desconforto em qualquer parte do sistema estomatognático e a memória muscular incorporada contribuem para o problema do registo. A resposta fisiológica normal a estímulos caraterísticos é diferente da resposta a estímulos anormais. A fisiologia do sistema neuromuscular deve ser considerada na elaboração de um registo de relação cêntrica. Não é suficiente assumir que, pelo facto de um ligamento ser inelástico, os movimentos são limitados apenas por meios mecânicos. A relação cêntrica no indivíduo normal é considerada uma posição ligamentar, mas isso não exclui as funções das outras entidades na articulação. Todos estes factores contribuíram para o desenvolvimento de várias técnicas e para a utilização de diferentes materiais para obter um registo preciso que possa ser repetido. Os três *requisitos principais* para fazer um registo da relação cêntrica são

1) Para registar a relação horizontal correta dos maxilares.

2) Para exercer uma pressão vertical equalizada, e

3) Conservar o registo numa condição não distorcida até que os moldes tenham sido montados com precisão no articulador ou até que um registo anterior possa ser verificado. O retrusão da mandíbula estabelece a posição horizontal anteroposterior e mediolateral. O meio de registo deve ser de consistência uniforme. No ato do fecho vertical dos maxilares, se um suporte de registo resistir às forças exercidas pelos

músculos numa extensão desigual à direita ou à esquerda, os tecidos podem ser deslocados, o côndilo pode ser rodado no seu trajeto, ou ambos podem ocorrer, e o resultado será um registo impreciso. Os suportes ou instrumentos de registo devem conservar o registo num estado não distorcido, pois é possível ter feito um registo exato e depois destruir a sua exatidão. Isto é particularmente importante se a mandíbula se mover quando se usa um dispositivo de suporte central ou cera, porque a cera distorce antes de se partir.

Os métodos utilizados para efetuar os registos da relação centrada são

A) Método fisiológico -

1) Método de registo de controlo tátil ou interoclusal.

2) Método sem pressão

3) Método da pressão

B) Método funcional -

1) Método da casa da agulha.

2) Método Patterson.

C) Método gráfico -

1) Intra-oral

2) Extra-oral

D) Localização do eixo da dobradiça do terminal

E) Método radiográfico.

F) Outros métodos de registo da relação centrada

A) <u>MÉTODO FISIOLÓGICO -</u>

Os métodos fisiológicos são assim chamados porque se baseiam em -

1) Impulso propriocetivo do paciente.

2) Sentido cinestésico do movimento mandibular

3) Atividade visual e desde o toque do dentista

4) Não é exercida qualquer pressão sobre o registo interoclusal.

<u>1) Sentido tátil ou método de registo de verificação interoclusal</u>

O método de registo de verificação tátil ou interoclusal é referido como um método fisiológico. O funcionamento normal da propriocepção e do sentido tátil do doente é essencial para a realização de um registo preciso. A proposta do doente é a informação fornecida sobre os movimentos e a posição do corpo e das suas partes por receptores nos fusos musculares, nos órgãos tendinosos de Golgi, nos corpúsculos pacinianos e em algumas terminações nervosas livres. O sentido cinestésico ou sentido muscular ajuda a orientar os movimentos das partes do corpo no espaço. A acuidade visual e o sentido do tato do dentista também entram na elaboração de um registo de relação cêntrica utilizando o método fisiológico. Esta fase dos procedimentos é desenvolvida com a experiência e é extremamente difícil de ensinar a outro indivíduo. Neste método, a relação cêntrica provisória do maxilar é registada fazendo com que o doente faça uma retrusão da mandíbula. O molde é articulado com base na relação experimental da mandíbula. A disposição dos dentes é feita e são efectuados registos interoclusais. A relação provisória do maxilar é verificada com o registo interoclusal e os erros são corrigidos.

Indicações -

1)	Jaw anormalmente relacionado.

2)	Tecidos deslocáveis e flácidos.

3)	Língua grande

4)	Movimento mandibular incontrolável

5)	Também pode ser efectuada para pacientes que já usam prótese completa.

Factores que influenciam o registo de verificações interoclusais

1.	A quantidade e a equalização da pressão dependem da consistência uniforme do material de registo. A precisão da componente vertical do registo está em proporção direta com a equalização da pressão exercida sobre o tecido de suporte deslocável e as articulações.

2.	O conforto do paciente depende da estabilidade e compatibilidade das bases de registo e das superfícies de registo anexadas. Os dentes artificiais dispostos nas suas posições anteroposterior, vertical e mediolateral corretas em relação aos lábios, língua, bochechas e sede basal são mais compatíveis com os movimentos mandibulares fisiológicos normais do que os aros de oclusão.

3. Um registo de verificação interoclusal com múltiplos pontos de referência feitos por estiletes ou pontas de cúspide é mais satisfatório do que um registo que utilize superfícies oclusais de cera ou dentes sem cúspide.

Vantagens do registo interoclusal

1) Relativamente fácil, mas o sucesso depende do julgamento clínico do dentista e da cooperação entre o dentista e o paciente

2) O método é simples porque não são utilizados dispositivos mecânicos na boca do paciente e também não estão ligados ao rebordo de cera.

Técnica: -

Os registos interoclusais são efectuados num suporte de registo

1) Aros oclusais

2) Bases de dentadura de prova

3) Próteses completas.

Os suportes de gravação são -

1) Cera

2) Gesso dentário

3) Pasta de óxido de zinco eugenol

4) Composto de impressão

5) Resina acrílica de cura a frio

6) Silicones

<u>Controvérsias nos materiais de gravação</u>

Alguns dos materiais de registo utilizados no método do registo de controlo interoclusal são (1) ceras, (2) compostos de impressão, (3) gesso dentário e (4) pasta de óxido de zinco e eugenol. As ceras são de baixa fusão, oferecem muito pouca resistência ao fecho da mandíbula quando moles e endurecem rapidamente. As ceras são capazes de fazer um registo aquando do contacto, e os maxilares podem ser separados de imediato. Isto é vantajoso quando o controlo muscular da mandíbula é fraco. Os compostos, o gesso e as pastas de óxido de zinco e de eugenol devem ser mantidos em contacto até ficarem duros. Se a mandíbula se mover antes de o material endurecer, o registo não é aceitável. O tempo de presa ou de endurecimento pode ser controlado até certo ponto com o gesso, menos com o óxido de zinco e a pasta de eugenol, e não de todo com os compostos.

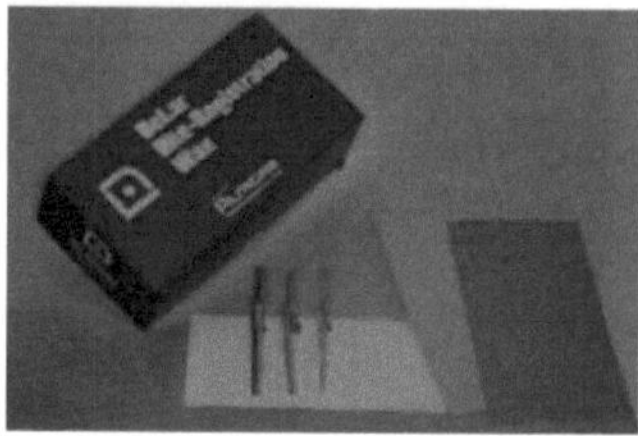

As ceras são facilmente distorcidas e, a menos que se tenha extremo cuidado ao posicionar os registos, ocorre um erro. O composto, o óxido de zinco e a pasta de eugenol e o gesso empanam antes de deformar. Isto é particularmente verdade no caso do gesso.

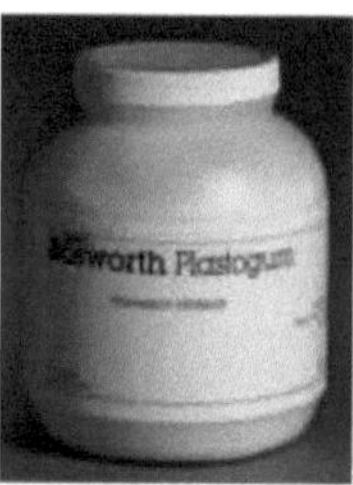

O gesso, o óxido de zinco e a pasta de eugenol oferecem a mesma resistência ao fecho em toda a massa. As ceras e os compostos endurecem na superfície antes de endurecerem em toda a massa. As ceras requerem menos tempo e equipamento e, se houver cuidado no procedimento, podem ser feitos registos aceitáveis. O gesso, o óxido de zinco e a pasta de eugenol oferecem alguma vantagem sobre as ceras quando são utilizados dentes posteriores em forma de cúspide.

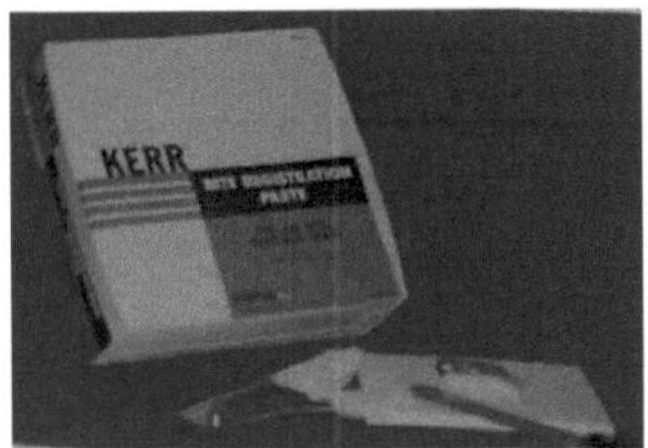

A cera indicadora de oclusão em combinação com papel de articulação vermelho é um método aceitável para registos de verificação com dentes presentes.

Num estudo de Pagnano, Bezzon, Mattos e Ribeiro sobre suportes de gravação interoclusivos, o silicone e a cera foram os materiais que apresentaram os maiores desvios-padrão e a maior amplitude de variação. . As menores amplitudes de variação foram obtidas com as combinações de cera mais os materiais rígidos pasta de óxido de zinco-eugenol e resina acrílica Duralay.

É necessário salientar que não só a escolha do material é importante para obter registos interoclusais, como também a técnica de manipulação do material e a seleção e execução da técnica de montagem correta para cada caso.

Procedimento: -

A técnica de um registo de controlo tátil divide-se em duas etapas:

(1) Registos provisórios que utilizam bordos de oclusão ligados a bases de registos estáveis e exactos;

(2) Registo de controlo interoclusal com os dentes dispostos para prova.

O procedimento que utiliza *os aros de oclusão* foi descrito em pormenor anteriormente, quando se discutiu o registo provisório da dimensão vertical da oclusão. A técnica inclui os seguintes passos:

1. Sentar o doente confortavelmente com a cabeça direita.
2. Contornar o bordo de oclusão maxilar, as linhas labiais, os pontos de cupido distais e o plano oclusal. Colocar o entalhe para ajudar a assentar os registos.
3. Estabelecer a dimensão vertical da separação dos maxilares com a mandíbula em repouso e medir a distância.
4. Reduzir o rebordo de oclusão mandibular para permitir uma distância

interoclusal excessiva.

5. Fazer um registo de transferência de rosto.

6. Utilizando a cera da placa de base, efetuar um registo provisório da relação
    cêntrica, pedindo ao doente para afinar e fechar os maxilares até sentir que o fecho
    está na dimensão vertical provisória da separação dos maxilares.

7. Comparar as medidas do rosto na dimensão vertical da oclusão com a dimensão
    vertical da posição de repouso. A medida deve ser inferior para a dimensão
    vertical da oclusão.

8. Ajustar os elementos condilares do articulador e fixá-los contra os batentes
    cêntricos.

9. Montar o molde maxilar, utilizando o registo de transferência face-bow.

10. Fixar o registo da relação cêntrica ao rebordo de oclusão maxilar e posicionar o
    molde mandibular.

11. Fixar o molde mandibular ao articulador com gesso.

Os passos a seguir aquando da prova dos dentes são os seguintes:

1. Sentar o doente confortavelmente com a cabeça direita e apoiada pelo apoio de
    cabeça sob o occipital.

2. Assentar a base de registo maxilar. Se a retenção não for adequada, aplicar um pó
    fino de adesivo de prótese na superfície de tecido húmido da base do registo
    maxilar.

3. Assentar a base de registo mandibular. Não deixar o paciente entrar em contacto
    com os dentes. Se existir um contacto dentário prematuro com os maxilares em
    relação cêntrica, a propriocepção do doente pode não direcionar o regresso a esta
    posição idêntica. Colocar dois rolos de algodão bilateralmente entre os dentes
    posteriores maxilares e mandibulares e pedir ao doente que feche os dentes sobre
    o algodão e os mantenha juntos durante alguns segundos. Não cansar o doente
    nesta posição. Este procedimento permite que a base do registo maxilar assente
    corretamente nos tecidos de suporte.

4. Retirar a base de registo mandibular e ensaiar o doente a fazer a protrusão e o
    retorno do maxilar inferior.

5.   Secar os dentes posteriores da mandíbula.

6.   Adaptar espessuras reduzidas de cera Alumax amolecida à superfície oclusal dos bicúspides e molares e estender sobre a superfície vestibular e lingual. Ter cuidado para não prender ar sob a cera. Reaquecer a cera com uma chama controlada de um maçarico a álcool ou num banho de água a 130^0 F.

7.   Assentar a base do registo mandibular. Colocar as pontas dos dedos indicadores nas abas vestibulares da base do registo na área dos segundos bicúspides e apoiar as pontas dos polegares sob o bordo da mandíbula na ponta do queixo. Os dedos ajudam a estabilizar a base do registo e os polegares são utilizados como guias. Pedir calmamente ao doente para mover o maxilar inferior para trás e fechar sobre os dentes posteriores. Pedir-lhe para parar de fechar quando o contacto é feito.

8.   Deixar a cera endurecer. Remover e secar a superfície oclusal da cera com uma corrente suave de ar frio.

9.   Inspecionar o registo para ver se nenhuma ponta de cúspide penetrou para fazer contacto dente a dente. Se o registo original era preciso na direção vertical, as pontas das cúspides devem penetrar na cera igualmente em ambos os lados.

10.   Retirar os bloqueios de guia condilar horizontal do articulador.

11.   Soltar os bloqueios das guias horizontais do côndilo no articulador.

12.   Colocar a base do registo mandibular e fixar o registo no molde mandibular. O terço vestibular do registo é cuidadosamente removido para expor as pontas das cúspides.

13.   Assentar cuidadosamente os dentes maxilares no registo.

14.   Observar os elementos condilares. Se os elementos condilares estiverem registados, estes apoiar-se-ão contra os batentes cêntricos na mesma posição em que estavam quando os moldes foram originalmente montados.

15.   Se um ou ambos os elementos condilares não estiverem contra os batentes, então um ou outro registo é impreciso.

Se os registos de verificação não se repetirem, será necessário efetuar uma nova montagem e verificar a exatidão do novo registo de montagem com registos de verificação até que os três registos estejam de acordo. A cera indicadora oclusal é outro método de verificação da exatidão das fixações do articulador. Este método é particularmente vantajoso quando se trata de arranjar dentes posteriores sem forma de cúspide. A técnica para o uso da cera indicadora oclusal é a seguinte.

1.   Colocar as próteses de prova no molde montado.

2.   Secar as superfícies oclusais dos dentes posteriores com uma corrente de ar quente.

3.   Levantar o pino de guia incisal da mesa de guia incisal e fixá-lo.

4.   Colocar papel de articulação vermelho sobre as superfícies oclusais de todos os dentes posteriores da mandíbula.

5.   Fixar os elementos condilares na posição de relação cêntrica.

6.   Bater os dentes um contra o outro para registar os contactos dos dentes.

7.   Colocar uma espessura de cera indicadora oclusal sobre os bordos incisais e a superfície oclusal dos dentes mandibulares.

8.   Insira as próteses de prova e instrua o doente a bater nos dentes posteriores. Em situações difíceis, pode ser necessário guiar o doente.

9.   Remova a prótese de prova mandibular e inspeccione a cera indicadora. Se estas fixações forem exactas, a cera estará a penetrar para expor a marcação vermelha.

b) Método estático ou de redução da pressão: -

Os aros oclusais são personalizados como habitualmente e o paciente é treinado para fechar na posição de relação cêntrica.

Quando o doente atinge a posição de relação cêntrica, as bases da prótese com rebordo oclusal são indexadas e seladas nesta posição.

O método "nick and notch" ou o método "staple pin" pode ser utilizado para indexar/alinhar o bordo oclusal.

Métodos para garantir a relação -

Método Nick e Notch: -

Este é o método mais utilizado para indexar a relação cêntrica da mandíbula registada.

Aqui, a relação cêntrica final do maxilar é efectuada após o estabelecimento de uma relação vertical adequada do maxilar.

Não é efectuado qualquer registo de verificação oclusal durante a prova.

1. O doente é sentado na posição vertical, uma vez que é mais fácil retruir a mandíbula nesta posição.

2. São removidos até 3 mm de cera de cada lado do rebordo oclusal mandibular, desde a região dos pré-molares até à extremidade distal. Esta depressão criada no rebordo oclusal devido à remoção da cera é designada por "through".

3. Um ou dois entalhes são cortados na área correspondente do rebordo oclusal do maxilar.

4. Os entalhes assemelham-se a um vale em forma de "V" que atravessa totalmente a largura do bordo oclusal.

5. Uma vez preparado o entalhe anterior ao entalhe. Este também tem a forma de V mas não se estende ao longo do rebordo.

6. De seguida, aplica-se vaselina.

7. É colocado um rebordo de cera na boca do doente e este é ensinado a fechar a mandíbula na posição de retrusão máxima.

8. Quando o doente tiver aprendido a fechar a boca em RC, é-lhe pedido que o pratique repetidamente até o dentista ficar satisfeito.

9. O rebordo oclusal mandibular é removido da boca do paciente.

10. A cera de alumínio é colocada no orifício criado no rebordo.

11. Cerca de 4,5 mm de aluwax colocados de forma a que 1,5 mm fiquem projectados acima do rebordo oclusal mandibular.

12. O óxido de zinco, o eugenol e o gesso de impressão podem ser utilizados como substitutos da cera de aluvião.

13. O rebordo de cera oclusal mandibular é amolecido e inserido na boca do paciente.

14. Pede-se ao doente que feche a relação cêntrica com orientação profissional.

15. Boca fechada de modo a que a parte anterior do rebordo oclusal toque uma na outra. A cera fluirá para a fenda e o entalhe.

16. Retirar a borda e colocar em banho-maria até endurecer.

17. O excesso de cera de aluvião foi retirado.

18. Uma vez que a vaselina deve ser aplicada, será mais fácil separá-la.

19. Colocar novamente o rebordo de cera na boca e verificar novamente a RC na boca do paciente.

20. Depois, a montagem é efectuada.

Este método é mais frequentemente utilizado na prática quotidiana por cirurgiões-dentistas generalistas.

Método do "agrafo", no qual, após o registo da RCR, os rebordos oclusais são indexados utilizando um conjunto de agrafos. Este método não é preferido porque a RCR não pode ser verificada

O "selamento direto" também é comum, mas não está isento de riscos de lesões para o doente.

3) Método da pressão

Aqui, depois de estabelecer a dimensão vertical, o rebordo oclusal superior é inserido na boca do paciente.

No entanto, o rebordo oclusal é fabricado com uma altura excessiva. O rebordo oclusal inferior é amolecido num banho de água e inserido cuidadosamente na boca do paciente.

O doente é orientado para fechar a boca em relação cêntrica. O dentista deve guiar suavemente a mandíbula. Pede-se ao doente que feche a boca até uma dimensão vertical pré-determinada, removendo o rebordo oclusal, arrefecendo-o e articulando-o.

Desvantagem: -

Os dentistas inexperientes podem ter dificuldade em controlar os doentes enquanto fecham em relação cêntrica.

Controvérsias no método da mordida de controlo

Trapozzano[102] afirmou que o método da mordedura de cera é a técnica preferida para registar e verificar a relação cêntrica.

Gysi[103] , na sua experiência sobre os vários métodos de registo da relação cêntrica, verificou que não existem duas mordidas iguais obtidas com cera ou composto.

Schyuler[104] afirmou que, quando os registos são feitos com compostos, o contacto desigual ou prematuro de áreas de superfícies de oclusão, devido à espessura ou densidade desigual dos aros de oclusão, pode perturbar a relação das bases dos registos.

Simpson[105] comentou que "métodos como segurar a mandíbula para trás ao fechar a mandíbula; elevar a língua e fazer o paciente engolir enquanto fecha a mandíbula, e similares são condenados pelas razões primordiais de que não são científicos e sempre carregam consigo a falácia do palpite".

Pressão V/S Pressão Menos Conceitos[9,]

Existem dois conceitos básicos na criação de um registo de relações centrado.

Conceito 1: - O registo deve ser efectuado com uma **pressão de fecho mínima**, de modo a que o tecido que suporta as bases não seja deslocado durante o registo.

Objetivo: - Fazer com que os dentes opostos se toquem uniforme e simultaneamente no seu primeiro contacto. O contacto uniforme dos dentes não estimula o paciente a apertar e relaxar os músculos de fecho no período entre a mastigação.

Conceito 2: - O registo deve ser efectuado sob **forte pressão de fecho**, de modo a que os tecidos sob a base de registo sejam deslocados durante o registo.

Objetivo: - Produz a mesma deslocação dos tecidos moles que existiria quando é aplicada uma forte pressão de fecho à prótese. Assim, as forças oclusais serão distribuídas sobre a crista residual de suporte, quando as próteses estão sob forte carga oclusal. Se a distribuição dos tecidos moles for desigual, os dentes entrarão em contacto de forma desigual, mesmo no primeiro toque, o que tende a estimular o doente a apertar ou a relaxar o músculo de fecho, o que pode causar dor sob a base da prótese.

A escolha da técnica depende do dentista, dependendo do caso individual.

Existe alguma lógica em ambos os conceitos e o dentista deve decidir qual o melhor conceito para cada doente. Independentemente do método selecionado, das técnicas de registo e dos procedimentos utilizados para o teste, a oclusão deve basear-se no objetivo do conceito escolhido. Se for utilizado o método da pressão mínima de fecho, a oclusão deve ser testada no primeiro contacto dos dentes. Se for utilizado o método de pressão de fecho forte, a oclusão deve ser testada sob pressão de fecho forte. Se os registos da relação cêntrica forem feitos com uma pressão forte, não é lógico esperar que os dentes ocluam uniformemente no seu primeiro contacto. A utilização de uma técnica baseada numa pressão de fecho mínima parece produzir os melhores resultados para muitos pacientes.

B) <u>**MÉTODO FUNCIONAL: -**</u>

Estes métodos utilizam o movimento funcional dos maxilares para registar a relação cêntrica. Pede-se ao doente que efectue movimentos dos bordos, como movimentos protrusivos e excursivos laterais, para identificar a posição mais retruída da mandíbula.

Os seguintes factores são comuns a todos os métodos funcionais: -

1) A relação cêntrica provisória e a dimensão vertical são medidas para determinar uma relação cêntrica exacta.

2) O rebordo oclusal para estes métodos é reduzido para além do necessário para a dimensão vertical provisória.

3) A dimensão vertical exacta na oclusão só é determinada quando o paciente fecha o rebordo oclusal e a sua fixação.

4) A base do registo deve ser muito estável durante o registo da relação cêntrica da mandíbula.

5) A falta de pressão equalizada exercida sobre uma base de registo pode resultar em imprecisões no registo da relação cêntrica da mandíbula

6) É necessária uma boa coordenação neuromuscular por parte do doente.

A técnica Patterson e a técnica Needles-House são exemplos do método funcional ou Chew-in. Ambos são baseados no mesmo princípio. O paciente produz um padrão de movimentos mandibulares, movendo a mandíbula para protrusão, retrusão e lateral direita e esquerda.

i) *__Método da casa da agulha:__ -*

Uma das técnicas funcionais mais utilizadas.

1. Envolve o fabrico de aros oclusais feitos de composto.

2. Quatro pérolas metálicas ou estilo são embutidas na área pré-molar e molar dos rebordos oclusais do maxilar.

3. Os aros oclusais são inseridos na boca do paciente e todos os factores acima mencionados que afectam a relação cêntrica funcional são considerados.

4. Pede-se ao doente que feche o rebordo oclusal e efectue movimentos protrusivos, retrusivos, laterais direitos e esquerdos da mandíbula

5. Quando o doente move a mandíbula, os estiletes metálicos no rebordo oclusal maxilar criam uma marcação no rebordo oclusal mandibular. Quando todos os movimentos são efectuados, forma-se um padrão de marcação em forma de diamante em vez de uma linha no rebordo oclusal mandibular.

6. O ponto mais posterior do padrão de diamante indica o registo da relação cêntrica da mandíbula.

ii) *__Método Patterson:__ -*

1. Neste caso, é utilizado um rebordo oclusal feito de cera de modelação.

2. A trincheira ou passagem é efectuada ao longo do comprimento do rebordo oclusal mandibular.

3. A mistura 1:1 de carborundum e gesso dentário é colocada na vala.

4. O aro oclusal é inserido e pede-se ao paciente que efectue o movimento mandibular.

5. Este movimento produzirá uma curva de compensação na mistura de gesso carborandum.

6. À medida que estes movimentos são efectuados, a altura da mistura de gesso carborandum também é reduzida.

7. Pede-se ao doente que continue o movimento até obter uma dimensão vertical pré-determinada.

8. Por fim, pede-se ao doente para recuar o maxilar e o rebordo oclusal é fixado nesta posição com agrafos metálicos.

Os métodos funcionais de registo da relação cêntrica requerem bases de registo muito estáveis. As forças que podem deslocar as bases de registo ocorrem em qualquer método que exija que a mandíbula se mova para posições excêntricas com o meio de registo em contacto. O registo não será exato se as bases não forem estáveis. Os tecidos deslocáveis da base, a resistência dos meios de registo e a falta de controlo da pressão equalizada nas relações excêntricas contribuem para a falta de precisão destes métodos. Os doentes não só têm de ter uma boa coordenação neuromuscular para participar nos métodos funcionais de registo das relações cêntricas, como também têm de ser capazes de seguir instruções para obterem registos precisos.

C) <u>MÉTODO GRÁFICO</u>

Os métodos gráficos registam um traçado dos movimentos mandibulares num plano, um traçado em forma de seta. Este indica a relação horizontal da mandíbula com a maxila. O vértice de um traçado efectuado corretamente indica, presumivelmente, a relação mais retruída da mandíbula com a maxila, a partir da qual podem ocorrer movimentos laterais.

1) Extra oral - Traçado do arco gótico (Traçado da ponta de seta)
2) Intra Oral

Porquê "Arco Gótico"?

Luksich modificou gradual e radicalmente o dispositivo de Gysi: com o termo "Arco Gótico" referem-se geralmente à técnica especial e ao dispositivo relativo desenvolvido pelo suíço Alfred Gysi em 1910 apenas para detetar a relação cêntrica em pacientes totalmente edêntulos, utilizando um traçado gráfico cuja configuração é muito semelhante à de um Arco Gótico.

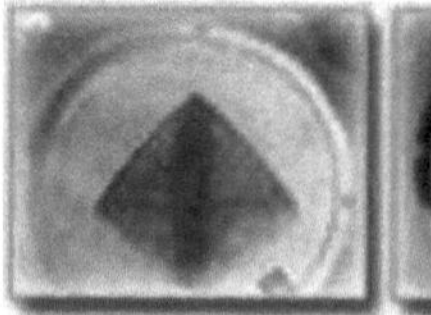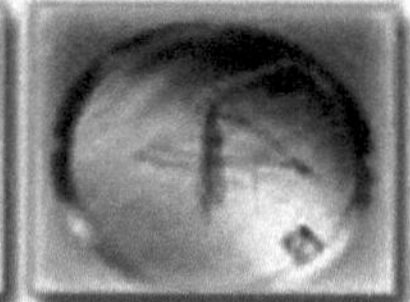

As caraterísticas estruturais do aparelho de Gysi atingiram agora um nível técnico de utilização extremamente linear, rápido e preciso, já não se limitando apenas à deteção da relação cêntrica em pacientes edêntulos, mas estendendo-se a toda a gama de registos gnatológicos e aplicável em todos os casos.

Estes métodos são assim designados porque utilizam gráficos ou traçados para registar a relação cêntrica dos maxilares.

O traçado de setas é um método gráfico medido num único plano, enquanto o pantógrafo é medido tridimensionalmente.

Factores a ter em conta antes de efetuar os procedimentos de localização: -

Estes factores são importantes para a realização de qualquer traçado gráfico:

(1) O deslocamento das bases dos registos pode resultar de pressão se o ponto de apoio central estiver descentrado quando a mandíbula se move em relações excêntricas com os maxilares.

(2) Se não for utilizado um dispositivo de suporte central, os aros de oclusão oferecem maior resistência aos movimentos horizontais.

(3) É difícil localizar o centro das arcadas verdadeiras para centralizar as forças com um dispositivo de suporte central quando as maxilas estão numa relação favorável e muito mais difícil se as maxilas estiverem numa relação excessivamente protrusiva ou recursiva.

(4) É difícil estabilizar uma base de registo contra forças horizontais em tecidos que são pendentes ou facilmente deslocáveis.

(5) É difícil estabilizar uma base de registo contra forças horizontais em cumes residuais que não têm altura vertical.

(6) É difícil estabilizar uma base de registo ou um dispositivo de suporte em doentes que têm línguas grandes e desajeitadas.

(7) Os dispositivos de registo não são normalmente considerados compatíveis com a estimulação fisiológica normal dos movimentos mandibulares.

(8) O traçado não é aceitável a não ser que se desenvolva um vértice pontiagudo; um vértice embotado indica normalmente uma relação de funções adquirida, e um vértice pontiagudo indica normalmente a posição da relação cêntrica.

(9)   Os traçados duplos indicam geralmente falta de movimentos coordenados ou registos numa dimensão vertical diferente da separação da mandíbula. Em ambos os casos, são necessários traçados adicionais.

(10) É efectuado um traçado gráfico para determinar a relação cêntrica na dimensão vertical pré-determinada da oclusão. Isto harmoniza a relação cêntrica com a oclusão cêntrica e a relação ântero-posterior entre osso e osso com o contacto dente a dente.

(11) Os métodos gráficos podem registar as relações excêntricas da mandíbula com os maxilares.

(12) Os métodos gráficos são o meio visual mais preciso de fazer um registo de relação cêntrica com instrumentos mecânicos; no entanto, nem todos os traçados gráficos são necessariamente precisos.

Traçado da ponta de seta: -

Trata-se de um traçado gráfico unidimensional realizado com traçadores de arco gótico. É normalmente gravado no plano horizontal.

Princípio: -

O conceito geral desta técnica consiste em colocar uma caneta como ponteiro num aro e uma placa de registo noutro aro. Quando a mandíbula se move, o ponteiro desenha um padrão caraterístico na placa de registo. O ponteiro é conhecido como ponto de apoio central. E a placa de registo é conhecida como placa de apoio central. O ponteiro e a placa, em conjunto, são designados por dispositivo de apoio central. O padrão caraterístico criado na placa de registo é designado por seta central - traçado do ponto.

Definido como "Padrão obtido numa placa horizontal utilizada com um dispositivo central de rastreio de rolamentos", de acordo com a GPT.

O vértice da ponta da seta dá uma relação cêntrica. O vértice da ponta da seta deve ser pontiagudo, caso contrário o traçado é incorreto.

Dispositivo de rolamento central: -

Def: - "Dispositivo que proporciona um ponto central de apoio ou suporte entre as arcadas dentárias maxilar e mandibular. Consiste num ponto de contacto ligado a uma arcada dentária e numa placa ligada à arcada dentária oposta. A placa fornece a superfície sobre a qual o ponto de apoio assenta ou se move e sobre a qual é registado o traçado do movimento mandibular. Pode ser utilizada para distribuir uniformemente as forças oclusais durante a relação da mandíbula."

A definição foi dada por Gysi em 1910.

Ponto de orientação central: -

O Glossário de termos protéticos define-o como "Ponto de contacto do dispositivo de apoio central".

Trata-se de uma placa triangular de metal com uma extensão para se fixar ao rebordo oclusal. No centro do triângulo existe um ponteiro metálico. O ponteiro pode ser ajustado em altura.

Mas não pode ser utilizado em doentes com macroglossia.

Placa de apoio central: -

É também uma peça triangular de metal com uma extensão nos três cantos para fixar a placa ao rebordo oclusal. Esta placa é revestida com uma mistura de álcool e giz precipitado. O álcool seca, deixando uma fina camada de giz precipitado, e o traçado é marcado nesta camada de giz precipitado.

Tipo de traçador de pontas de seta: -

1) Intra Oral
2) Extra Oral

Traçador intra-oral de pontas de seta: -

O dispositivo de suporte central está localizado intra-oralmente e é mais simples em comparação com o marcador de ponta de seta extra-oral.

Desvantagem: -

O traçador não é visível durante este procedimento o tamanho da área do traçador é muito pequeno
o que dificulta a determinação do traçado do vértice.

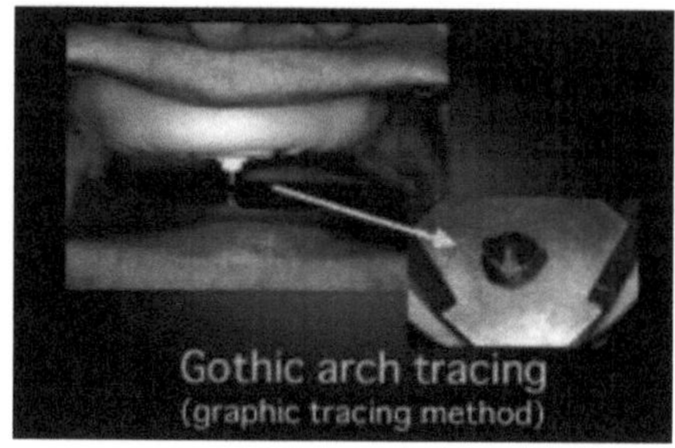

Procedimento: -

1) As bases de registo são fixadas ao ponto de apoio central e as placas de apoio central são inseridas na boca do doente.

2) O ponto de apoio central é ajustado de modo a entrar em contacto com a placa de apoio central numa dimensão vertical pré-determinada

3) Quando o doente fecha a boca, o ponto de apoio central entra em contacto com a placa de metal.

4) Pede-se ao doente que faça movimentos antero-posteriores e laterais, enquanto faz estes movimentos o ponto de apoio central desenha o padrão de traçado ou uma placa de apoio central.

5) Depois de concluído, o traçado é retirado e examinado. O traçado deve assemelhar-se a uma ponta de seta com o vértice afiado. Se o vértice for rombudo, registar a sua rejeição e repetir a colheita de novo.

Extra oral Ponta de seta Traçador: -

Conceito semelhante ao do rastreio intra-oral, com o mesmo dispositivo de rastreio ligado aos rebordos oclusais. Adicionalmente, têm uma fixação que se projecta para fora da boca. Um traçado extra-oral e um ponteiro são fixados a estas projecções.

Uma vez que o ponteiro de registo e a placa estão situados extra-oralmente, o traçado pode ser examinado à medida que é feito. O tamanho do traçador é também grande, pelo que o vértice pode ser facilmente identificado.

<u>Técnica para o método gráfico -</u>

A técnica para um traçado extra-oral da ponta de seta utilizando um dispositivo de traçado em altura é a seguinte

1. Criar bases de registo maxilares e mandibulares precisas e estáveis.

2. Fixar os aros de oclusão da cera dura da placa de base.

3. Contornar os rebordos de oclusão da cera.

4. Estabelecer a dimensão vertical da separação dos maxilares com a mandíbula em repouso fisiológico.

5. Reduzir o rebordo de oclusão mandibular para proporcionar uma distância interoclusal excessiva.

6. Efetuar uma transferência face-bow e montar o molde maxilar.

7. Com cera macia, efetuar um registo provisório da relação cêntrica numa dimensão vertical pré-determinada da oclusão.

8. Ajustar o articulador com os elementos condilares fixados contra os batentes cêntricos.

9. Relacionar os aros de oclusão maxilar no registo de cera mole e fixar o molde mandibular ao articulador com gesso.

10. Montar um dispositivo de suporte central. Ter o cuidado de centrar o ponto central de apoio em relação à placa, tanto no sentido antero-posterior como lateral.

11. Montar o dispositivo de rastreio. Assegurar-se de que o dispositivo está bem fixo nos aros de oclusão. O estilete é fixado ao rebordo maxilar e a placa de registo ao rebordo mandibular. Esta disposição desenvolve um traçado em forma de ponta de seta com o ápice anterior. A disposição inversa desenvolve um traçado em ponta de seta com o vértice posterior.

12. Sentar o doente, com a cabeça direita, numa posição confortável na cadeira dentária.

13. Assentar as bases de registo com os dispositivos de registo ligados. Inspecionar as bases de registo e os dispositivos de registo para verificar a sua estabilidade. Certificar-se de que não há interferência entre os aros de oclusão quando a

mandíbula é movida em qualquer direção. Baixar a caneta para a placa de registo e determinar se a caneta mantém contacto com a placa de registo durante os movimentos mandibulares.

14. Retrair o estilete e realizar o exercício de treino com o doente. Colocar as pontas dos dedos indicadores sob a mandíbula nas zonas bicúspides. Colocar a ponta do polegar por baixo da mandíbula, junto ao queixo. Instruir o doente, de forma calma e tranquila, a mover a mandíbula para a frente, para trás, para a direita e para a esquerda, enquanto aplica suavemente uma pressão orientadora com o polegar. É possível deslocar a base do registo mandibular se os polegares forem colocados incorretamente ou se for exercida uma pressão excessiva. O Ney Excursion Guide é uma ajuda para treinar o paciente.

15. Quando o doente for proficiente na execução dos movimentos mandibulares, preparar a placa de traçado para registar o traçado. Uma fina camada de giz precipitado em álcool desnaturado, aplicada uniformemente com um pincel, proporciona um meio que não oferece resistência ao movimento do estilete e produz um traçado claramente visível.

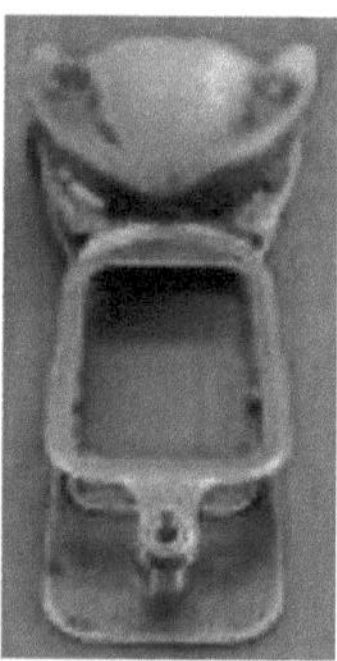

16. Desenvolver um traçado aceitável deixando cair a caneta sobre a placa de registo.

17. Quando é feito um traçado de ponta de seta definido com um vértice agudo, o doente deve retirar a mandíbula para uma relação cêntrica. A ponta do estilete deve estar no ponto do ápice do traçado da ponta da seta. Injetar gesso dentário

de presa rápida entre os aros de oclusão e deixar o gesso endurecer. Remover o conjunto e montar o molde mandibular com o novo registo. Este registo é um registo provisório e será verificado com um registo de verificação interoclusal quando os dentes estiverem dispostos e a cera for contornada.

Kit de registo de mordidas com rolamentos de esferas -

O Ball Bearing Bite Recorder Kit é um meio simples e eficaz de obter o traçado do arco gótico. A técnica é simples e não requer uma montagem preliminar. Por conseguinte, não é necessário efetuar uma marcação prévia. Sendo menos volumoso do que outros dispositivos, é mais fácil de utilizar e menos stressante para o paciente. Baseado no princípio da "caneta esferográfica", o estilete pode ser ajustado gradualmente na boca aquando da obtenção da vertical. O rolamento de esferas desliza suavemente sobre a placa de traçado, deixando um traçado preciso do arco gótico.

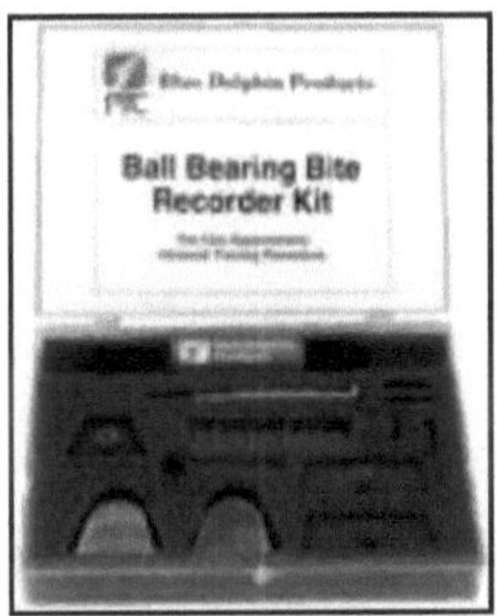

<u>**Classificação dos traçados das pontas de seta**</u>

Gerber descreveu diferentes tipos de traçados de arco gótico.

- Típico
- Forma plana
- Forma assimétrica
- Forma redonda
- Ponta de seta miniatura
- Ponta de seta dupla
- Ponta de seta estendida dorsalmente
- Arco gótico interrompido
- Forma atípica

Típico

- Apresenta um vértice bem definido com um componente lateral esquerdo e direito simétrico. O arco gótico médio é de cerca de 120 graus.
- Reflecte uma ATM saudável sem interferências no trajeto condilar e uma orientação muscular equilibrada

Forma plana

- É semelhante à ponta de seta típica, exceto que tem um traçado lateral esquerdo e direito mais obtuso. O ângulo do arco gótico é superior a 120 graus
- Este tipo de ponta de seta significa um movimento lateral acentuado do côndilo na fossa.

Forma assimétrica-

- A inclinação das trajectórias laterais direita e esquerda em relação à trajetória saliente não é a mesma
- Um dos traçados laterais é mais curto
- Esta forma de traçado indica uma inibição do movimento para a frente na articulação

Ápice redondo

- A forma de vértice arredondado apresenta um fraco movimento retrusivo.
- O traçado deve ser repetido até se encontrar um vértice agudo

Ponta de seta miniatura

- Tal como a ponta de seta típica, no entanto, a extensão do traçado é muito limitada.
- Isto pode dever-se a movimentos mandibulares restritos, ao assentamento incorreto das bases de registo e ao assentamento doloroso das bases de registo.

Ponta de seta dupla

- Trata-se de um registo de relação cêntrica habitual e retrógrada
- Isto também se verifica quando a dimensão vertical é alterada durante o registo

Ponta de seta estendida dorsalmente

- A trajetória protrusiva estende-se para além do ápice do arco gótico. Isto significa um movimento retrusivo forçado e tenso do maxilar inferior, quer pelo doente (retrusão ativa), quer pelo operador (retrusão passiva).

- Pode também ser um artefacto causado pela deslocação para a frente do rebordo oclusal superior ou para trás do rebordo oclusal inferior ao removê-los da boca.

- Também pode ocorrer quando a cabeça do doente está demasiado inclinada para trás

- A extensão distal pode estar correta, mas o traçado foi obtido com a mandíbula na posição protruída

Arco gótico interrompido

- Existe uma quebra ou falta de continuidade da trajetória incisal lateral da arcada gótica devido a uma interferência posterior

- Os calcanhares dos aros de oclusão tocam-se durante os movimentos laterais

- Verificar se há espaço livre posterior antes do registo

Forma atípica

- O componente protrusivo não encontra o ápice, mas sim um dos caminhos laterais. Isto pode acontecer em pacientes dentados devido a um padrão muscular defeituoso devido a hábitos parafuncionais como o bruxismo.

- Isto pode ser observado em pacientes edêntulos muito idosos que utilizam próteses completas com uma relação cêntrica incorrecta

Controvérsias no traçado do arco gótico

Tench escreveu que podia "agora fazer a afirmação inequívoca de que a técnica da ponta de seta de Gysi é o único meio que deve ser utilizado na construção de próteses totais, a relação de oclusão central da mandíbula com a maxila.

Moylan[106] escreveu "o vértice da arcada gótica está cheio de caprichos", enquanto que a sociedade nacional de protésicos dentários referiu que "a utilização de um dispositivo de traçado de ponta de agulha com o objetivo de determinar e verificar a relação cêntrica da mandíbula é recomendada como sendo científica e prática.

Payne[107] descreveu o traçador intra-oral como "difícil de ver e não funciona tão bem onde existem cristas planas ou tecidos flácidos". Os traçadores extra-orais proporcionam visibilidade, mas mantêm as outras dificuldades se forem utilizadas placas de suporte central. Quanto mais equipamento colocarmos na boca, mais difícil será para o doente.

Kingery[108] apontou vários inconvenientes na utilização do ponto de apoio central e acrescentou que o ponto de apoio central "não permite qualquer controlo sobre a quantidade de pressão de fecho aplicada pelo doente".

D) <u>LOCALIZAÇÃO DO EIXO DA DOBRADIÇA DO TERMINAL -</u>

Traçado Pantográfico[91] -

O traçado pantográfico pode ser definido como "Registo gráfico do movimento mandibular em 3 dimensões registado por estiletes nas mesas de registo de um pantógrafo, traçado do movimento mandibular registado em placas no plano horizontal e sagital".

- É o método mais preciso para registar a relação centrada.
- Mesmo os movimentos excêntricos podem ser registados com este instrumento.

- Instrumento muito sofisticado e geralmente não utilizado no fabrico de próteses completas, porque as próteses completas têm um fator de realeff dos tecidos que ajuda a compensar um pequeno erro de fabrico.
- Geralmente utilizado para procedimentos de reabilitação de boca inteira.
- Instrumento utilizado designado por ***traçador pantográfico***.

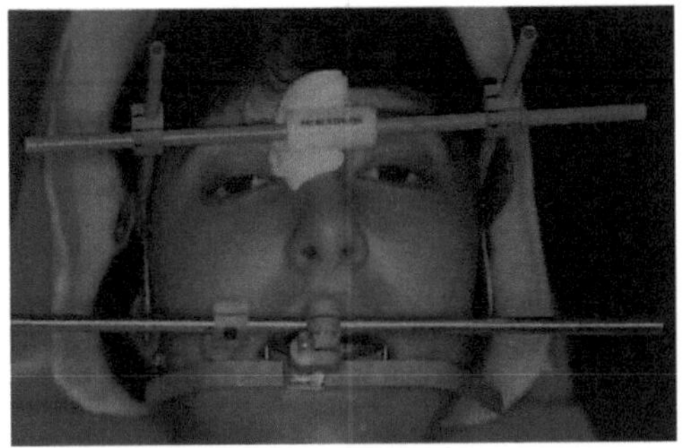

Def: -

"Instrumento utilizado para registar graficamente a trajetória de um ou mais planos de movimento mandibular e para fornecer informações para a programação do articulador."

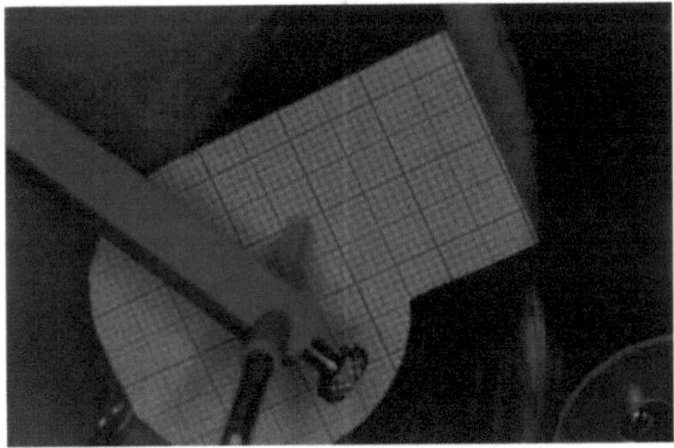

- Duas bandeiras situadas uma ao lado da outra perto dos côndilos.
- No total, existem quatro bandeiras adjacentes à orientação condilar direita e esquerda que localizam o eixo da dobradiça efectiva.

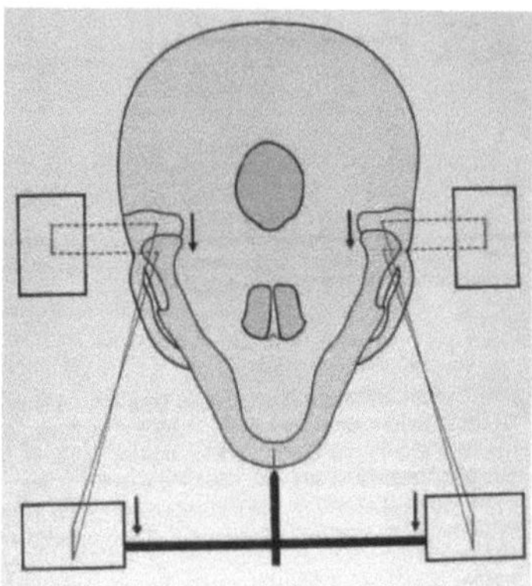

- Duas bandeiras na região anterior que localizam a relação anterior-posterior.

E) <u>CEFALOMETRIA / MÉTODO RADIOGRÁFICO</u>[109] -

TRABALHADORES PIONEIROS -

Sr. No.	Year	Pioneers	Work done
1.	1952	Pyott Schaeffer	Use of cephalometrics to record centric relation.

F) <u>OUTROS MÉTODOS DE REGISTO DA RELAÇÃO CÊNTRICA DOS MAXILARES</u>

<u>Método I</u>

1) Fazer com que o aro contacte firme e uniformemente na boca na relação vertical desejada. Normalmente, isto faz com que a mandíbula se feche numa relação cêntrica.

2) São colocadas tiras de papel de celulose entre os aros e puxadas para fora. Pede-se ao doente para fechar e impedir que a celulose escorregue. Ao fazê-lo, a mandíbula do paciente passa involuntariamente para a relação cêntrica

3) Pode ser colocada cera macia no rebordo oclusal mandibular e pede-se ao doente que feche em relação cêntrica.

<u>Método II</u>

William Kranz[66] , em 1991, analisou um procedimento que combina a impressão final e o registo da relação cêntrica do maxilar num só nome, utilizando a técnica de bloqueio irreversível com hidrocolóide.

Técnica: -

1)   Faça uma moldeira de impressão final personalizada com rebordo oclusal de cera no molde preliminar.

2)   Concluir a moldagem dos bordos e efetuar a impressão final de forma convencional. Escolha um material de moldagem final que possa ser sujeito a alguma manipulação sem sofrer danos, como o material de moldagem de polissulfureto.

3)   Utilizar a impressão final como base de registo e efetuar o registo da relação cêntrica do maxilar. Fixar o material de forma segura ao rebordo oclusal de cera. O material escolhido para registar a relação cêntrica da mandíbula também deve ser suficientemente estável e forte para ser manipulado sem grande distorção. Se desejar, inclua o dente anterior na transferência do arco facial nesta altura.

4)   Bloquear a relação cêntrica com uma mistura de hidrocolóide irreversível diluída, cobrindo toda a relação cêntrica da mandíbula e contornando o rebordo de cera com esta mistura. Após o endurecimento final, cortar o hidrocolóide irreversível para expor os bordos da impressão final.

5)   Efetuar a impressão final com o bloqueio da relação cêntrica do maxilar, utilizando a técnica de boxe para evitar a perda do registo da relação cêntrica do maxilar.

6)   Remover o material de encaixe e o bloqueio irreversível de hidrocolóide. Colocar o molde final no articulador antes da separação do imp final combinado e do rebordo oclusal, utilizando o registo de relação cêntrica preservada.

7)   Depois de separar o molde mestre da impressão final, construir um novo rebordo oclusal em cera, duplicando o rebordo original em cera com contornos. Os moldes articulados estão agora prontos para a disposição dos dentes.

Método III
Posição da deglutição em relação cêntrica -[28]

Thomas E. J. Shanahan, em 1956, afirmou que a deglutição é o meio de obter uma dimensão vertical fisiológica.

O método fisiológico tem em conta as necessidades individuais do doente. Determina a relação cêntrica fisiológica e a dimensão vertical a partir da função constantemente repetida de engolir saliva.

Foi apresentada uma breve revisão da posição da deglutição e da sua relação com o registo da relação cêntrica.

O traçado intra-oral da posição de deglutição foi efectuado na dimensão vertical oclusal natural.

O desvio da posição intercuspídea mediu a posição da deglutição desviada anteroposteriormente e lateralmente em relação à posição intercuspídea. Este facto levantou a questão da sua validade.

Vantagens -

1) Os músculos e os órgãos sofrem muito pouca tensão, como num aparelho de apoio central.

<u>MÉTODOS DE OBTENÇÃO DE REGISTOS CÊNTRICOS EM PACIENTES DENTADOS</u>[1,91,101]

O objetivo de um registo de mordida cêntrica é capturar, num material estável, a relação da mandíbula com a maxila quando os côndilos estão na sua posição de eixo terminal. O registo deve ser feito numa abertura vertical que não permita o contacto do primeiro dente interferente. O registo deve ajustar-se aos modelos tão perfeitamente como se ajusta à boca.

Ao selecionar a técnica e o material a utilizar para fazer um registo interoclusal, devem ser considerados vários factores.

1. *A capacidade do operador para manipular a mandíbula -* Se o dentista tiver aperfeiçoado as técnicas de manipulação de modo a poder posicionar rapidamente a mandíbula em relação cêntrica e fechá-la sem desvio para o material de mordida, pode utilizar a cera eficazmente em casos selecionados. Se for necessário muito tempo para manipular a mandíbula, a cera arrefecerá e tornar-se-á demasiado dura. A menos que a cera esteja muito mole quando a

mordida é efectuada, existe o perigo de deprimir os dentes, deslocando-os lateralmente.

2. ***A capacidade de cooperação do doente*** - Uma vez aperfeiçoadas as técnicas de manipulação, a cooperação do doente deixará de ser um problema, exceto em casos invulgares.

3. ***Mobilidade dos dentes*** - Os dentes não devem ser movidos pelo material de mordida. Os dentes muito soltos podem mesmo necessitar de estabilização antes de se poder fazer uma mordida correta. Os materiais macios que não deprimem os dentes devem ser utilizados com técnicas especiais quando a hipermobilidade é um problema.

4. ***Áreas edêntulas*** - Quando o material de mordida está a ser indentado por áreas edêntulas, é necessário ter muito cuidado para não distorcer os tecidos moles. Um modelo feito com material de moldagem sem distorção não encaixará num registo interoclusal que tenha tecido mole comprimido.

5. ***Condilectomia*** - O procedimento para obter registos de mordida cêntrica em pacientes que perderam um ou ambos os côndilos é totalmente diferente dos métodos utilizados para registar a posição terminal de articulação dos côndilos.

6. ***Interferências oclusais*** - O método para obter um registo de mordida cêntrica num doente com interferências grosseiras será diferente do método utilizado para o doente que consegue fechar sem desvio para a dimensão vertical correta. Se os dentes interferentes entrarem em contacto, a mandíbula irá desviar-se e o registo da mordida estará errado. Pode ser necessário registar a relação cêntrica numa vertical muito aberta para evitar o conteúdo da interferência. Neste caso, devem ser tomadas precauções especiais para garantir que o eixo da dobradiça terminal é registado corretamente juntamente com o registo da mordida interoclusal.

Engramas

A dor na articulação devido à deslocação do disco ou a outras alterações inflamatórias fará com que o doente desenvolva **engramas** musculares. Os engramas são movimentos musculares programados, memorizados inconscientemente, que ocorrem ao abrir ou fechar os maxilares. O seu objetivo original para o doente é evitar colocar a articulação ou o músculo numa posição que provoque dor ou espasmo. Assim, por vezes, os doentes fazem com que os seus maxilares inferiores se desviem inconscientemente para a direita ou para a esquerda em determinados pontos ao abrir ou fechar os maxilares. Estes movimentos não são provocados por interferências mecânicas no interior da articulação. São simplesmente memórias reflexivas que se traduzem num comportamento inconsciente. Este comportamento pode ser bastante complexo, com a mandíbula a desviar-se para a direita e para a esquerda em padrões complexos, mas completamente reproduzíveis, de cada vez que o paciente abre ou fecha a boca. Além disso, o comportamento engramático persiste muito depois de a dor que o estimulou originalmente ter desaparecido. Ocasionalmente, os engramas devem ser desaprendidos para promover a cura. Isto é feito através da prática sentada em frente a um espelho, tentando abrir ou fechar sem desvio, ou exercícios de abertura contra resistência, como a pressão ascendente colocada contra o queixo pela palma da mão.

Do ponto de vista clínico prático, existem quatro técnicas básicas para efetuar um registo interoclusal de relação cêntrica:

A] **Procedimentos de registo interoclusal de cera direta**
B] **Técnicas de paragem anterior**
C] **Utilização de bases pré-adaptadas**
D] **Técnicas de ponto de apoio central**

Cada uma destas técnicas tem vantagens e desvantagens que devem ser compreendidas para serem utilizadas eficazmente. Seria irrealista destacar qualquer uma destas técnicas ou qualquer outra como sendo prática para todos os casos, porque nenhuma técnica se presta a todas as diferentes condições que o dentista restaurador enfrenta. A técnica ideal para um determinado caso é o método que permite ao dentista registar com precisão a relação cêntrica da forma mais simples. Os procedimentos complicados são utilizados apenas se a exatidão não puder ser alcançada com uma técnica mais simples.

Existem quatro critérios de exatidão para a elaboração de um registo de mordida cêntrica interoclusal:

1. O registo da mordida não deve provocar qualquer movimento dos dentes ou deslocação dos tecidos moles.

2. Deve ser possível verificar a exatidão do registo da mordida na boca.

3. O registo de mordida deve adaptar-se aos modelos com a mesma precisão com que se adapta à boca.

4. Deve ser possível verificar a exatidão do registo das dentadas nos modelos.

Normalmente, é possível cumprir os quatro requisitos de precisão selecionando adequadamente uma das técnicas a descrever. No entanto, pode ser necessário combinar técnicas ou improvisar de forma muito inteligente para garantir que os quatro critérios de precisão sejam cumpridos com absoluta exatidão. Esta flexibilidade de combinação ou improvisação deve ser tida em conta ao estudar os seguintes pormenores das quatro técnicas básicas.

A) <u>DISCO INTEROCLUSIVO DE CERA DIRECTA</u>

A utilização de cera para fazer registos interoclusivos é, de longe, o método mais popular. A principal razão da sua popularidade reside na sua simplicidade. No entanto, ao avaliar as técnicas de registo de uma relação tão precisa como a relação cêntrica, a simplicidade não é uma razão válida para utilizar uma técnica, a menos que esta cumpra também todos os critérios de exatidão.

Talvez tenhamos tendência a subestimar a mordedura de cera porque a vemos ser utilizada tão frequentemente de forma tão imprecisa. Alguns amantes da complexidade podem mesmo condenar a utilização de mordeduras de cera devido à simplicidade que a mordedura de cera apresenta em relação às melhores técnicas no que diz respeito à precisão, se for corretamente utilizada.

Se forem utilizados procedimentos diretos de mordedura de cera, é importante selecionar o tipo certo de cera. Se o registo de cera se puder dobrar e moldar para se adaptar aos modelos, o erro pode ser mascarado. Por conseguinte, a cera deve ser dura e quebradiça quando arrefece, mas deve ser suficientemente macia para não provocar movimentos dos dentes quando arrefece, mas deve ser suficientemente macia para não provocar movimentos dos dentes quando está quente. A cera de base extra dura é um excelente material de mordida. A escolha correta da cera não se dobrará à temperatura normal de tomada sem se partir.

Os procedimentos seguintes são básicos para fazer um registo interoclusal de cera direta.

As superfícies de uma folha de cera de base extra dura são aquecidas num bico de Bunsen e os terços finais são colocados sobre o terço médio. Enquanto a cera ainda está quente, é pressionada muito ligeiramente contra a arcada superior, no mês ou contra um molde. As reentrâncias são anotadas e, com uma faca quente, a bolacha é aparada para se ajustar à arcada. Se existirem dentes posteriores suficientes para obter um índice firme para os modelos, a cera é aparada para que os dentes anteriores não sejam incluídos na mordida.

Apenas a extremidade exterior da cera é amolecida sobre a chama, onde os dentes a vão marcar. Os dentes superiores são secos e a cera é pressionada contra eles, certificando-se de que cada dente fica bem marcado.

Com o paciente deitado de costas, a mandíbula é manipulada para guiá-la para dentro da cera, sem permitir que ela se desvie do seu eixo terminal. Utilizando o procedimento descrito neste capítulo para a manipulação da mandíbula, esta é fechada quase até ao ponto de primeiro contacto dentário. Se os dentes superiores estiverem secos e os dentes inferiores estiverem húmidos com saliva, a cera normalmente adere firmemente aos dentes superiores e permite ao dentista bater na cera sem a deslocar. A cera deve ter sido suficientemente amolecida nos bordos para não causar movimento dos dentes quando estes se fecham nela.

A dentadura é arrefecida ligeiramente com ar e retirada. Verifica-se se não há penetrações. Depois, com uma faca muito afiada, as indentações feitas pelas pontas das cúspides vestibulares dos dentes superiores e inferiores são aparadas. Isto permitirá ao dentista verificar a precisão do registo do bit na boca.

Agora o registo de cera é devolvido à arcada superior e a mandíbula é guiada para o seu interior, certificando-se de que não há desvios durante o encerramento. A cera ainda está ligeiramente quente e verifica-se a perfeita adaptação da cera aos dentes. Deve existir uma relação dente-cera-dente sem fissuras entre a cera e qualquer dente. Isto é fácil de verificar porque a cera foi aparada até às pontas das cúspides vestibulares superior e inferior.

A cera é novamente removida e qualquer cera em contacto com o tecido mole é aparada. Em seguida, verifica-se novamente a exatidão na boca para garantir que o registo não foi distorcido pelo corte. Se for necessário retificar a cera para corrigir uma ligeira distorção, é melhor usar água morna (cerca de 1300) e amolecer apenas a borda da bolacha onde os dentes a recortam. A cera é colocada de novo contra os dentes superiores e a mandíbula é fechada para a readaptar. A água da cera deve estender-se diretamente ao longo da arcada sem tocar no tecido palatino.

Quando se tem quase a certeza de que o registo está correto, verifica-se novamente a adaptação perfeita da cera ao dente e certifica-se que não há impacto nos tecidos moles. Agora o dentista está pronto para verificar a exatidão do registo na boca. Uma das maiores vantagens do registo de cera é o facto de poder ser verificado com tanta precisão na boca, bem como nos modelos.

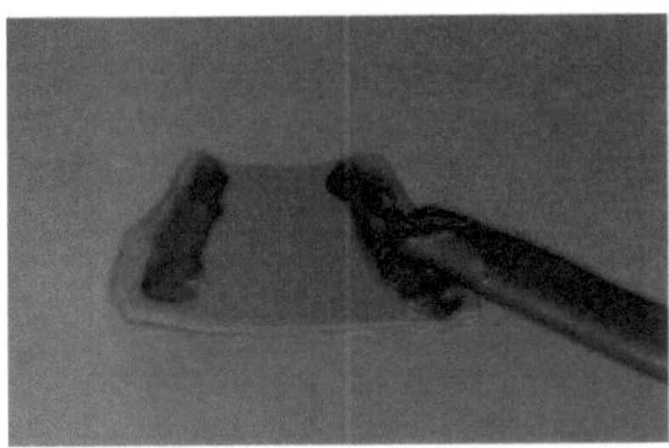

A cera é arrefecida em água gelada. Se estiver a ser utilizado o tipo correto de cera de placa de base extra dura, esta tornar-se-á extremamente dura quando for arrefecida desta forma. Agora o registo é colocado contra os dentes superiores e a mandíbula é manipulada para verificar se existem interferências oclusais. Quaisquer erros no registo de cera aparecerão como interferências. Quaisquer erros no registo de cera aparecerão como interferências. Utilizando uma manipulação extremamente cuidadosa (como descrito, todos os dentes são verificados para garantir que tocam no registo de mordida ao mesmo tempo. Deve perguntar-se ao doente: "Qual é o lado que toca primeiro?" Ele não deve ser capaz de discernir qualquer diferença.

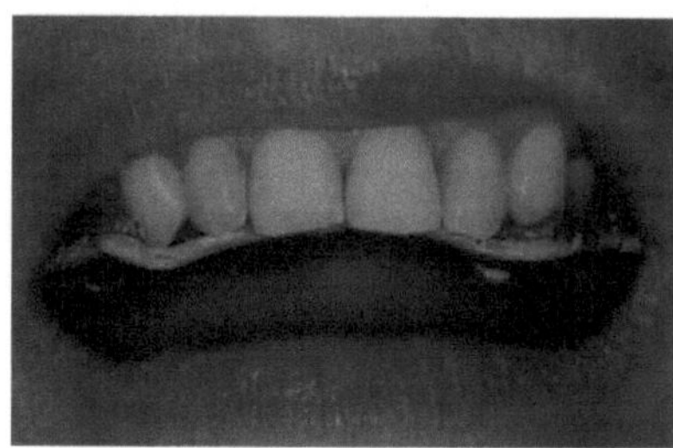

Se algum dente tiver sido deprimido ou deslocado lateralmente durante a mordedura, a manipulação cuidadosa neste ponto de controlo mostrará isso. Qualquer desvio ao fechar o registo da mordida pode ser observado. Não há qualquer problema de tempo na verificação do registo refrigerado. Deve ser utilizado todo o tempo necessário para garantir que o registo está perfeito antes de o aceitar. Por vezes, é possível corrigir pequenas discrepâncias, suavizando novamente uma área de interferência, mas normalmente é melhor começar de novo e fazer um novo registo se forem observadas interferências.

Os registos de mordedura em cera podem ser armazenados em segurança, colocando-os a flutuar na água. Os recipientes de plástico para dentaduras com uma tampa apertada são ideais para guardar os registos em segurança até serem necessários. A água suficiente para flutuar a mordida eliminará a distorção no recipiente.

Uma mordedura de cera feita da maneira descrita acima permite uma montagem e verificação muito precisas dos modelos de pedra. Quando os modelos tiverem sido montados, devem encaixar no registo de mordida tão perfeitamente como o registo encaixa na boca. É fácil verificar a adaptação pedra-cera - pedra da mesma forma que a adaptação dente-cera - dente foi verificada intra-oralmente. Se houver apenas uma fenda entre a cera e a pedra, a montagem deve ser rejeitada.

O facto de os modelos não se adaptarem perfeitamente à mordedura pode ser o resultado de vários erros possíveis. Pode ser causado por pedúnculos nos modelos ou pela utilização de demasiada pedra numa mistura para montar os modelos ou pela utilização de demasiada pedra numa mistura para montar os modelos no instrumento. Uma grande mistura de pedra produz uma distorção considerável aquando da colocação, pelo que é sempre melhor construir com misturas mais pequenas. Um modelo feito a partir de uma impressão distorcida não se ajustará corretamente à mordida. Um registo de mordida que tenha sido distorcido por um manuseamento inadequado também não se adapta a modelos feitos corretamente. Independentemente da causa da discrepância, um registo de mordida em cera feito corretamente irá evidenciá-la se a adaptação pedra-cera/pedra for cuidadosamente anotada. Deve ser óbvio que a técnica descrita depende da manipulação correta da mandíbula. Não é adequada para pacientes que tenham dentes extremamente soltos ou grandes áreas edêntulas. No entanto, quando as condições se prestam à utilização desta técnica, pode confiar-se nela como um procedimento simples mas extremamente preciso para registar a relação cêntrica.

B) <u>TÉCNICAS DE PARAGEM ANTERIOR</u>[110,111]

De todas as técnicas para registar cuidadosamente a relação cêntrica, os métodos que utilizam alguma forma de paragem anterior são os mais fáceis de aprender e oferecem a maior flexibilidade. As técnicas de paragem anterior podem ser modificadas e adaptadas a quase todas as situações clínicas em que estejam presentes dentes anteriores. É uma técnica extremamente precisa, e a precisão pode ser alcançada mesmo com dentes muito soltos, cristas edêntulas posteriores e pacientes com problemas na articulação temporomandibular.

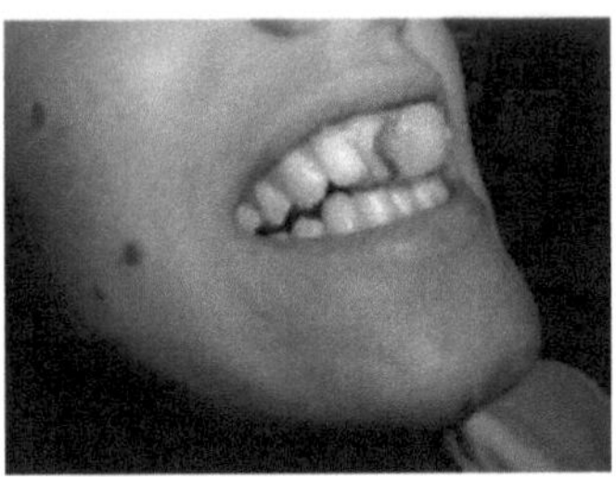

O termo "batente anterior", tal como é utilizado aqui, refere-se ao contacto apenas nas áreas dos incisivos. Quando a mandíbula está fechada, os incisivos inferiores batem contra um "batente" que está precisamente adaptado para encaixar contra os incisivos superiores. O batente deve ser suficientemente fino para que o primeiro ponto de contacto com os dentes posteriores não passe por pouco, mas em circunstância alguma se deve mostrar qualquer dente posterior a tocar quando o batente anterior está no lugar. A grande vantagem da utilização de stops anteriores é o facto de permitir que os côndilos assentem sem qualquer desvio ou restrição dos dentes posteriores. Se o batente anterior for corretamente colocado, não há tendência para o doente deslocar a mandíbula em qualquer direção, enquanto um material macio, tal como um salpico, se pode instalar para formar o registo de mordida entre os dentes posteriores. Também não existe qualquer problema de compressão dos dentes posteriores hipermóveis pelo material de mordida macio.

Se a manipulação da mandíbula for dificultada por espasmos musculares, a síndrome de disfunção dolorosa pode ser aliviada permitindo que o doente descanse a mandíbula durante alguns minutos com o batente anterior colocado. Uma vez que as interferências de desvio não podem ser alcançadas quando o batente anterior está colocado, o gatilho propriocetivo para os músculos é perdido e a mandíbula pode ser livremente manipulada para a sua posição de dobradiça terminal.

As variações na técnica são principalmente variações dos materiais utilizados. Por exemplo, o batente anterior pode ser feito de acrílico ou de um composto duro. Pode ser processado em modelos previamente montados ou pode ser adaptado diretamente na boca. Os próprios dentes anteriores podem servir como batente anterior se estiverem em contacto perfeito em relação cêntrica e se os dentes posteriores estiverem ausentes ou tiverem sido retirados de contacto através da preparação para coroas ou onlays.

A escolha de um material de mordida para os dentes posteriores tem uma grande flexibilidade. Uma vez que o batente anterior permite manter a mandíbula numa posição muito estável durante vários minutos, a escolha de materiais é quase ilimitada. O gesso é utilizado eficazmente, uma vez que assenta rapidamente e é fácil de utilizar. As pastas de impressão de óxido de zinco são frequentemente utilizadas e podem ser muito eficazes.

O acrílico autopolimerizável tem sido utilizado, embora exija uma atenção especial devido à sua tendência para gerar calor durante a presa. A distorção pode também ser um problema com muitos tipos de acrílico e os registos de mordida em acrílico são muito duros para os moldes.

A cera pode ser usada muito eficazmente em dentes posteriores com técnicas de paragem anterior, se a cera for aquecida até uma consistência mole. Depois de endurecida, a cera pode ser verificada da mesma forma que já foi descrita para verificar a exatidão de uma mordida de cera convencional.

O material de impressão de silicone de presa firme é um excelente material de mordida posterior para cristas edêntulas devido à sua precisão após a presa e devido ao seu fluxo não distorcido antes da presa. Um batente anterior estável permite ao doente manter o maxilar em relação cêntrica durante a presa relativamente longa exigida por muitos produtos de silicone.

Um registo de mordida feito de silicone de fixação firme adapta-se facilmente e com precisão ao modelo de pedra e pode ser verificado no modelo quanto à exatidão da mesma forma que se utiliza para verificar uma mordida de cera.

A flexibilidade das técnicas de paragem anterior é limitada apenas pela imaginação do operador. A escolha dos materiais pode ser feita de acordo com as diferentes necessidades do paciente. Quanto maior for a mobilidade dos dentes, mais macio deve ser o material de mordida posterior para manter a forma de os mover até ficar firme. Os materiais de mordida que não se fixam bem não podem ser verificados quanto à sua exatidão nos modelos montados. Por conseguinte, não devem ser utilizados.

Os seguintes procedimentos passo a passo devem servir para ilustrar as técnicas básicas de utilização das técnicas de paragem anterior para registar a relação cêntrica.

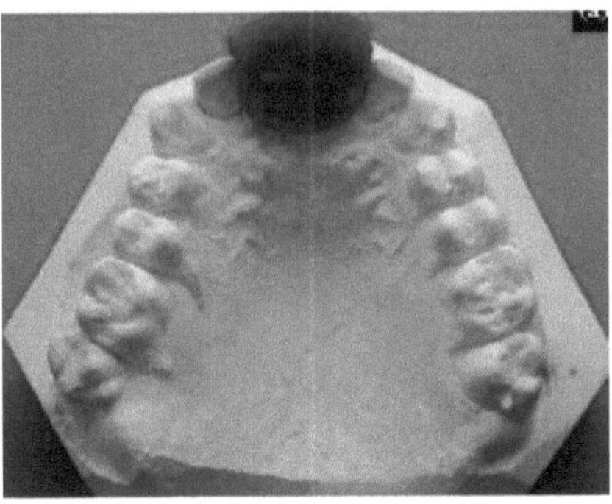

1. Uma pequena bola de composto vermelho é amolecida e adaptada aos incisivos

centrais superiores de modo a que as suas superfícies linguais fiquem completamente cobertas. A bola é estendida sobre os bordos dos incisivos para garantir a sua estabilidade.

2. Com o doente em posição supina, a mandíbula é manipulada para uma relação cêntrica e fechada até que os dentes posteriores quase não entrem em contacto. A mandíbula é arqueada no seu eixo terminal para verificar se existe algum desvio do eixo à medida que os incisivos inferiores se encaixam nas depressões do composto. Se houver algum desvio para fora do arco de fecho cêntrico, o composto é suavizado novamente e o procedimento recomeça.

O batente anterior deve ser sempre verificado meticulosamente quanto à sua exatidão antes de se proceder ao registo da mordida nos dentes posteriores. Isto é feito através da verificação do batente anterior endurecido. O eixo de fecho da relação cêntrica deve ser verificado através da verificação de qualquer sensibilidade nas áreas articulares enquanto se aplica pressão na mandíbula em direção aos côndilos. Se a pressão produzir sensibilidade em qualquer uma das áreas articulares, o eixo de fecho não está correto.

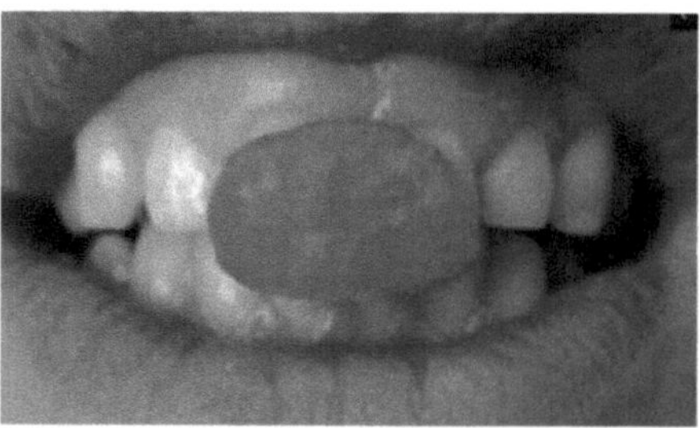

Quando se tem a certeza de que o eixo de fecho está correto, o doente deve fechar-se nas reentrâncias do composto. Os incisivos inferiores devem entrar diretamente nas reentrâncias, sem qualquer movimento dos dentes ou desvio do eixo.

3. Quando a precisão do batente anterior tiver sido verificada, o material para o registo de mordida é misturado e um rolo do mesmo é colocado nos dentes inferiores. O doente fecha-se na posição de paragem e mantém os maxilares juntos com uma pressão firme. A pressão firme assentará os côndilos para cima. A pressão firme impedirá o paciente de se desviar dessa posição.

4.   Quando o material de mordida tiver endurecido, é removido e aparado até à ponta da cúspide vestibular inferior e ao sulco central dos dentes superiores. (Isto pode variar com dentes mal posicionados ou preparados, desde que seja possível verificar o encaixe dos dentes contra o material de mordida). Agora, o registo de mordida é cortado onde quer que toque nos tecidos moles.

5.   O registo de mordida é colocado de novo nos dentes superiores. Normalmente, este encaixa-se suficientemente bem para se manter no sítio. A mandíbula é manipulada com muito cuidado para fechar o eixo terminal e quaisquer discrepâncias entre os dentes e o material de mordida são anotadas. Se o registo estiver correto na boca, pode então ser aceite para montagem. Deve ser verificado novamente nos modelos para garantir que se adapta tão bem a eles como à boca.

O desprogramador anterior típico[112] (i.e., **Lucia jig**) entra em contacto com os quatro incisivos inferiores ao fechar, reduzindo assim a intensidade da contração muscular e permitindo uma posição condilar musculoesquelética óptima. No entanto, se utilizado terapeuticamente, o canino pode facilmente ocluir no desprogramador num movimento excursivo, permitindo uma contração quase máxima do temporal. Com o côndilo ligeiramente transladado, o disco corre um sério risco de tensão, compactação e danos.

Com uma simples modificação do desprogramador (removendo a parte do desprogramador com a qual o canino oclui), o ponto de contacto oclusivo volta para um incisivo inferior, mantendo assim a supressão da intensidade da contração e evitando danos no disco.

Relação cêntrica por meio da técnica do calibre de folhas/lâmina de língua

Os registos da relação cêntrica incluem não só a relação cêntrica mas também a dimensão vertical da oclusão, a amplitude da área funcional, e devem ser livres de torção. Desta forma, determinar-se-á a relação maxilo-mandibular com maior eficácia para a reabilitação funcional da boca.

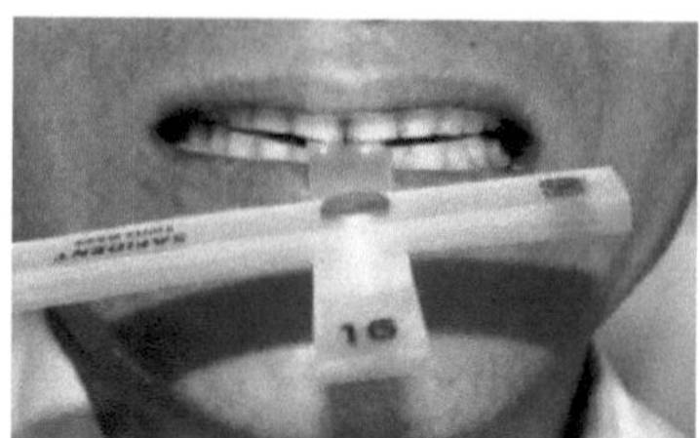

Medidor de folhas

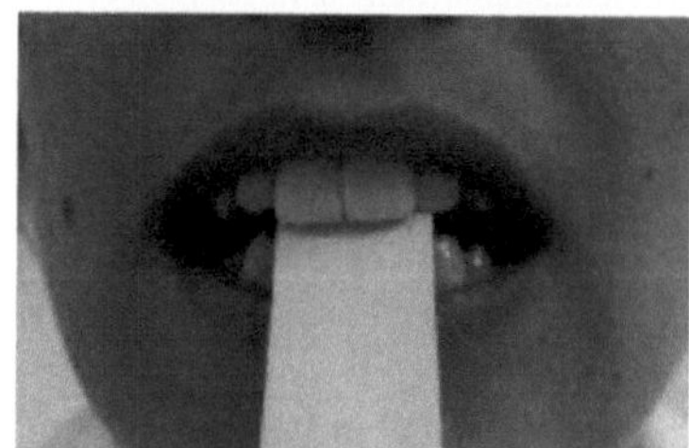

Lâmina da língua

Sugestão de sistema de lâminas -

O sistema de lâminas Wodfel proporciona uma forma fácil e precisa de registar a posição da relação cêntrica, o que é importante na prática dentária.

Sugere a seguinte modificação do sistema que deverá aumentar a precisão e a conveniência da técnica.

1) Deformar a pastilha à medida antes de desprogramar ou tripodizar a mandíbula.

2) Marcar a posição do calibre de lâminas na ranhura da bolacha.

3) Fixar o medidor de folhas à bolacha com cola de cianoacrilato.

4) Escrever as informações pertinentes na folha de papel do gabarito.

Técnica -

1) Experimentar a bolacha com um calibre de folha para observar a posição antero-posterior da bolacha. Fazer uma marca com a ponta de feltro na linha média e no bordo mais vestibular do incisivo central maxilar antes de remover o conjunto da boca.

2) Colocar a água sozinha na boca do paciente, orientada nas marcas anteriores, e

124

fazer com que o paciente morda firmemente em oclusão cêntrica durante cerca de dez minutos, enquanto dobra o excesso do bordo facial da água para cima e para baixo várias vezes.

3) Cortar as 3 primeiras perfurações na água e dobrar a aba para baixo. Se necessário, cortar o tamanho da água com uma tesoura.

4) Determinar a quantidade de abertura necessária do incisivo para evitar o contacto dos dentes posteriores com o registo interoclusal, utilizando uma espessura suficiente do calibre da lâmina. Ajustar a espessura do calibre das lâminas de modo a garantir que não haja contacto dos dentes posteriores, mantendo uma separação mínima de 2-5 minutos.

5) Introduzir o medidor de folhas na água e posicioná-las na boca de acordo com a marca da ponta de feltro.

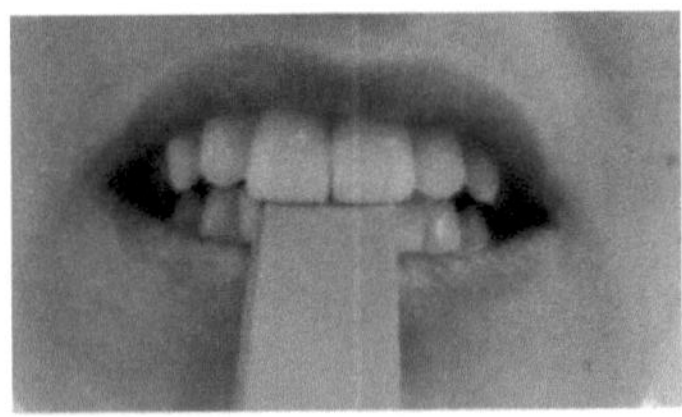

6) Secar bem a superfície e fixar o medidor de folhas e a água no local correto com cola de cianoacrilato.

7) Manter os dentes completamente separados enquanto o meio de controlo da mordida está a ser misturado e aplicado na indentação do dente em ambos os lados da água.

8) Introduzir rapidamente o conjunto do calibre de lâminas na boca do doente, orientando-o de acordo com a linha média e a marca do bordo incisal.

9) Guiar a primeira parte da mandíbula retruída para mais perto do paciente até que o incisivo inferior encaixe na água por baixo do calibrador de folha.

10) O doente deve continuar a manter a mandíbula firmemente encostada ao medidor de folhas enquanto o meio de registo assenta.

11) Retire o registo da maxila de água da folha e inspeccione-o para verificar se é necessário um entalhe no dente oposto.

Apare o excesso de meio de registo e verifique se o molde oposto pode ser corretamente montado no registo, inspeccione para ver se está completamente queimado com a parte ligeiramente recuada do calibre de folha entre o incisivo de pedra dentária oposto

Dentes posteriores opostos por crista edêntula

Se os dentes posteriores forem opostos por uma crista edêntula, podem ser usados certos tipos de silicone de corpo pesado para fazer um registo de mordida preliminar em combinação com um batente anterior. Devem ser misturadas duas bolas de silicone de tamanho suficiente para preencher o espaço entre os dentes e as cristas. Devem ser adaptadas às superfícies oclusais dos dentes e parte do material deve ser dobrado à volta dos dentes e nalgumas das áreas de corte inferior de cada dente. A mandíbula é manipulada no batente anterior previamente perfeito, certificando-se de que as cristas estão em contacto com o silicone. Quando o silicone estiver completamente endurecido, deve ser removido e o lado edêntulo deve ser ligeiramente aparado para trás, de modo a não entrar em contacto com a crista. O lado do dente deve ser aparado para trás de modo a não entrar em contacto com o tecido mole.

Adiciona-se ao material de base uma camada de marcial de impressão de corpo claro apenas no lado edêntulo. O registo de mordida é reinserido, encaixando-o novamente sobre os dentes e a mandíbula é fechada no batente anterior. Se não existirem dentes posteriores em contacto em relação cêntrica, os dentes anteriores podem servir como batente anterior, desde que não causem qualquer desvio e o doente se possa manter perfeitamente imóvel contra eles.

Quando colocado e removido, o registo de mordida pode então ser aparado e verificado quanto à adaptação aos dentes, tal como os outros registos de mordida. Não deve haver espaço entre o registo de mordida e nenhum dos dentes posteriores. Na maioria dos casos, o silicone pode ser recortado para verificar também a adaptação ao resto do rebordo.

Quando este procedimento é seguido, o material de silicone utilizado para a mordida preliminar deve ser do tipo que pode ser trabalhado como massa de vidraceiro. Os materiais que fluem demasiado facilmente não manterão a sua forma na massa bastante grande que é normalmente necessária para áreas edêntulas. Quando endurecido, o material deve ser suficientemente firme para assegurar o assentamento positivo dos modelos sem permitir a distorção do registo de mordida.

Estão disponíveis vários materiais de silicone utilizáveis. Se a técnica for bem compreendida, um operador cuidadoso pode avaliar com precisão qualquer número de materiais e utilizar os que melhor lhe convierem.

C) <u>EFECTUAR REGISTOS CENTRADOS EM BASES PRÉ-FORMADAS</u>

Sempre que houver o perigo de os dentes serem deslocados ou de os tecidos moles serem comprimidos por um registo de mordida feito intra-oralmente, está indicada a utilização de uma base pré-formada.

Um registo de mordida que mova os dentes ou comprima ou distorça os tecidos moles não se ajustará com precisão a um modelo de gesso feito de um material de impressão macio e não distorcido. O problema é especialmente evidente quando se tenta registar a relação cêntrica numa boca com dentes hipermóveis ou com cristas edêntulas opostas. O problema é amplificado se os dentes hipermóveis estiverem muito afastados ou se as áreas da crista edêntula forem flácidas e móveis.

A precisão exige que o registo de mordida se ajuste aos modelos tão perfeitamente como se ajusta à boca. Se a base para o registo de mordida for feita no modelo que deve ser ajustado, os critérios de exatidão podem ser bem servidos.

As variações possíveis no uso de bases pré-fabricadas são infinitas. Embora tenhamos tendência a pensar no procedimento como estando limitado a bases que assentam em tecidos moles, uma das vantagens mais importantes de uma base pré-fabricada é a sua capacidade de estabilizar dentes hipermóveis na sua posição correta enquanto o registo de mordida está a ser feito. Uma das formas mais eficazes de utilizar uma base pré-fabricada é também uma das mais simples. Um wafer de três camadas de cera de placa de base extra dura é adaptado a um modelo exato que foi humedecido para que a cera quente não adira a ele. A cera deve estender-se de um lado da arcada para o outro, de modo a proporcionar uma estabilização transversal da arcada para os dentes. A cera deve ser pressionada firmemente à volta dos dentes no modelo, de forma a não só manter os dentes na boca com firmeza, mas também a estabilizar a base. Sempre que possível, a base deve ser adaptada à arcada superior, onde não é tão facilmente deslocada pela língua. Deve ser aparada a um milímetro da superfície vestibular dos dentes, de modo a que as bochechas não a empurrem para fora quando estiver no sítio.

A cera sobre quaisquer superfícies de oclusão deve ser diluída para permitir o fecho máximo sem contacto dente a dente. Se os dentes posteriores tiverem sido preparados para restaurações e os contactos cêntricos anteriores tiverem sido aperfeiçoados, a base de cera deve ser limitada aos dentes posteriores e não deve tocar nos dentes opostos quando os dentes anteriores estiverem em contacto.

Se existirem grandes áreas edêntulas que tenham de suportar a base, a cera deve ser meticulosamente adaptada de modo a não colidir com quaisquer ligações musculares que possam deslocar a base. A cera deve ter, pelo menos, três espessuras de resistência e deve ser extra dura e suficientemente frágil para se partir em vez de se dobrar quando arrefecer.

Quando a estabilidade da base pré-fabricada estiver aperfeiçoada e tiver sido limpa de quaisquer interferências oclusais, deve ser novamente colocada no modelo e verificada para garantir que ainda se ajusta perfeitamente ao molde. Deve ser arrefecida para evitar que se distorça e, em seguida, onde os dentes opostos a vão tocar, deve ser adicionada uma pequena tira de cera da placa de base que foi aquecida até à consistência mole. A base deve ser reinserida na boca e a mandíbula deve ser manipulada num fecho de eixo terminal para que a tira de cera mole seja indentada com os dentes posteriores inferiores.

O erro mais comum na utilização de cera para o registo de mordida é utilizar demasiada cera. Apenas o suficiente deve ser adicionado à base para fornecer um índice das pontas dos dentes opostos. Outra fonte frequente de erro é a utilização de cera demasiado flexível. A cera deve ser macia quando aquecida mas deve ser dura e quebradiça quando arrefecida. As ceras extra duras podem ser verificadas quanto à sua exatidão, tanto na boca como nos modelos. As ceras macias podem ser adaptadas incorretamente depois do registo da mordida ter sido feito sem mostrar qualquer evidência do erro, quer na boca quer nos modelos.

Pode ser necessário adaptar uma base a ambos os modelos superior e inferior se ambas as arcadas tiverem cristas edêntulas sem dentes posteriores. As bases podem ser feitas de cera extra dura em muitos casos, mas se for feita uma prótese parcial de extremidade livre, é normalmente melhor fazer o registo final da mordida na própria base completa da prótese parcial. Um registo de mordida preliminar é utilizado para uma montagem inicial. Se uma prótese total superior tiver de se opor aos dentes inferiores que vão ser restaurados, é melhor completar a base para a prótese superior e utilizar a base completa para manter o registo de mordida. A obturação dos cortes inferiores da base da prótese com argila de moldagem torna possível colocar um modelo na base da prótese. Isto permite que a base seja removida do modelo, conforme necessário, e substituída. Este modelo é utilizado para todos os procedimentos que se seguem, exceto a cura final do acrílico depois de os dentes terem sido colocados. Independentemente da técnica ou dos materiais utilizados para fazer uma base pré-adaptada, a base deve ajustar-se perfeitamente ao modelo. Desde que este critério seja cumprido, a utilização da imaginação com bases cuidadosamente feitas pode resolver quase todos os problemas relacionados com a realização de um registo de mordida cêntrica preciso.

D) <u>UTILIZANDO TÉCNICAS DE PONTO DE APOIO CENTRAL</u>

Se um aparelho de ponto de apoio central for adaptado a embraiagens superiores e inferiores bem ajustadas, todo o contacto oclusal pode ser desativado. Com todas as interferências possíveis eliminadas, os côndilos podem mover-se livremente para a posição de dobradiça terminal, enquanto o ponto de apoio central contacta a placa de apoio na arcada oposta. Esta técnica tem valor porque permite ao operador mover livremente a mandíbula sem influência da propriocepção dentária. O registo da mordida é feito entre as garras e não diretamente entre dentes opostos. Por esta razão, as garras devem ser feitas para se adaptarem aos dentes e aos modelos com a mesma precisão que um registo de mordida cêntrico corretamente feito.

Ao utilizar uma técnica de ponto de apoio central, a mandíbula deve continuar a ser manipulada utilizando os mesmos critérios para a sensibilidade do côndilo sob pressão que são utilizados para outros registos cêntricos. Deixar simplesmente o doente fechar sem orientação é demasiado arriscado no que diz respeito à exatidão.

A seleção de um ponto na ponta de um traçado de arcada gótica também pode não ser consistentemente exacta. Não há substituto para a manipulação correta, independentemente do modo ou material utilizado no registo da mordida.

O problema inerente a muitas técnicas de ponto de apoio central é o facto de a dimensão vertical ter de ser consideravelmente aberta para acomodar as embraiagens e o aparelho de ponto de apoio. Mesmo uma relação cêntrica perfeitamente registada numa vertical aberta produzirá um erro de montagem se o eixo terminal não for registado com precisão no instrumento.

<u>DISCUSSÃO</u>

A oclusão é o componente do aparelho mastigatório que é extremamente importante. O protésico desempenha um papel vital na restauração ou desenvolvimento da oclusão de um doente. Para que a oclusão funcione de forma óptima e durante muito tempo, os maxilares têm de estar especificamente relacionados. A relação cêntrica é uma posição que é uma relação repetível, reproduzível, estável e sem tensão entre a mandíbula e a maxila. O desenvolvimento de qualquer oclusão na posição de relação cêntrica é de extrema importância para o aparelho mastigatório. Esta relação tem de ser registada, fixada e transferida sem erros no articulador específico para obter excelentes resultados. No entanto, com todo o seu significado e implicações clínicas, a relação cêntrica tem sido sempre um tópico muito debatido e controverso. Vários autores têm opiniões sobre a definição, os métodos de registo, os materiais de registo e a oclusão na relação cêntrica.

As alterações na definição têm-se baseado no aumento do conhecimento e da compreensão. Diferentes autores definiram a relação cêntrica de forma diferente. A definição também foi alterada em cada edição do Glossário de Termos de Dentisteria Protética. O principal ponto de controvérsia tem sido a **posição do côndilo** na fossa glenoide. Anteriormente, encontrava-se na posição mais **posterior**, depois na posição **mais posterior, mais superior, mais média** e, mais recentemente, na posição **ântero-superior**. Estas posições têm de ser determinadas radiograficamente, uma vez que não são visualizadas clinicamente. O côndilo assume a posição ântero-superior durante a função de mastigação e deglutição e é atualmente a posição mais aceite. Qualquer que seja a posição do côndilo, deve ser lembrado que a mandíbula está na posição mais retruída, sem tensão e a partir desta posição; movimentos excursivos ocorrem num determinado grau de separação da mandíbula. O termo "sem tensão" refere-se à tensão sobre os ligamentos e não sobre os músculos.

Vários autores têm criticado os diferentes métodos de retrusão da mandíbula e de registo da relação cêntrica. A técnica da deglutição provou ser uma forma fisiológica e consistente de guiar a mandíbula para a posição de relação cêntrica. Um método sugerido de relação da mandíbula descrito na secção *"Num relance"* desta dissertação é um método adequado de registo da relação cêntrica para a maioria dos doentes. O traçado do arco gótico tem sido tradicionalmente seguido. Apesar da sua precisão, tem o problema potencial de não ser possível em muitos pacientes, especialmente naqueles com reflexos neuromusculares fracos e discrepâncias interarcos. Todos os meios de registo têm os seus prós e contras e devem ser utilizados tendo em consideração o tempo, a facilidade e as restrições financeiras .[113]

A oclusão em relação cêntrica também tem sido um tópico de discussão tanto para pacientes edêntulos como para dentados. Para um doente edêntulo, a intercuspidação deve ser obtida na posição de relação cêntrica. Uma ligeira liberdade anteroposterior e lateral pode ser proporcionada a pacientes mais velhos e utilizadores de próteses antigas. Uma oclusão equilibrada é de importância primordial; podem ser efectuados registos protrusivos na fase de prova ou através do traçado da arcada gótica para obter as orientações condilares. Para um paciente dentado que necessite de reabilitação oclusal, a nova oclusão deve ser desenvolvida numa posição de relação cêntrica. Uma oclusão orgânica, um contacto tripodal cúspide-fossa ou uma ligeira liberdade no cêntrico são geralmente adequados para estes pacientes. É absolutamente necessária a exclusão posterior dos movimentos de excursão.

No entanto, tanto para os pacientes edêntulos como para os dentados, deve recordar-se que a dimensão vertical deve ser mantida constante após os procedimentos de relação da mandíbula. Uma dimensão vertical alterada após o estabelecimento da relação da mandíbula pode levar a uma relação horizontal diferente. A relação cêntrica seria diferente para diferentes dimensões verticais.

Também não se deve esquecer a possibilidade de erro humano e de REALEFF dos tecidos. Qualquer um dos métodos e materiais pode ser utilizado para registar a relação cêntrica, mas estes têm de ser executados de forma absolutamente meticulosa. A execução perfeita destes procedimentos pode garantir uma prótese bem sucedida e duradoura.

Foi apresentada uma discussão teórica e clínica da relação cêntrica em relação a alguns dos conceitos controversos. Em última análise, o verdadeiro valor do nosso trabalho individual só pode ser medido pelo grau de precisão com que praticamos a arte da medicina dentária e não pela escola de pensamento particular a que aderimos.

<u>RESUMO</u>

Os dentistas geralmente adoptam alguns aspectos de várias teorias no que se refere às relações funcionais e à oclusão dos dentes. Apesar de provavelmente ainda haver muito desconhecido sobre a fisiologia oral, se os factos disponíveis forem cuidadosamente avaliados e corretamente analisados, deverá resultar uma melhor compreensão das relações maxilares e dos movimentos funcionais mandibulares.

A fisiologia dos movimentos da ATM e os seus efeitos na oclusão são de extrema importância para uma terapia protética bem sucedida. A oclusão cêntrica bilateral simultânea construída em relação cêntrica ou próxima desta, com a ajuda da relação correta da mandíbula, é um componente essencial da terapia de restauração.

No texto anterior, foi apresentada uma visão do nosso conhecimento atual sobre a biomecânica da ATM, a relação cêntrica e a oclusão. A sua inter-relação e efeito mútuo definem o sucesso da terapia protética.

Se olharmos biologicamente para as especialidades da medicina dentária, elas são em grande parte especialidades em vários aspectos das articulações craniofaciais.

O sucesso da Prostodontia basear-se-á na gestão clínica de três tipos de articulações: A ATM, as articulações periodontais e as articulações oclusais. Em Prostodontia a ATM é conhecida mas ainda mal compreendida, a articulação periodontal é conhecida mas geralmente eliminada e a articulação oclusal nem sequer foi reconhecida concetualmente como uma articulação. Que estes desafios sejam os nossos horizontes de investigação.

A] <u>DIFERENÇAS ENTRE OCLUSÃO NATURAL E ARTIFICIAL</u> 114-

SR. NO.	NATURAL OCCLUSION	ARTIFICIAL OCCLUSION
1.	Maximum masticatory loads 44 lb (20 kg)	Maximum masticatory loads 13-16 lb (6 - 8 kg)
2.	Periodontal tissues present – proprioceptive feedback mechanism	Bases seated on slippery tissues
3.	Teeth receive individual pressures and move independently	Single unit – force over the entire supporting base
4.	Malocclusion uneventful	Malocclusion may elicit responses
5.	Oblique forces over individual teeth and are well tolerated	Oblique forces are over the entire base and are traumatic
6.	Incising does not affect posterior teeth	Incising affects the entire base
7.	Bilateral balance not seen	Bilateral balance is preferred
7.	Second molar is the preferred area of mastication	Such an area of mastication would dislodge the denture
8.	Habitual occlusion away from centric	Occlusion developed at centric relation
9.	Teeth retained firmly	A weak force required to dislodge dentures

B] <u>DEFINIÇÃO DE RELAÇÃO CÊNTRICA</u>

De acordo com o Glossário de Termos de Dentisteria Protética -

1] <u>Glossário de termos de prótese dentária (1) [1956] -</u>

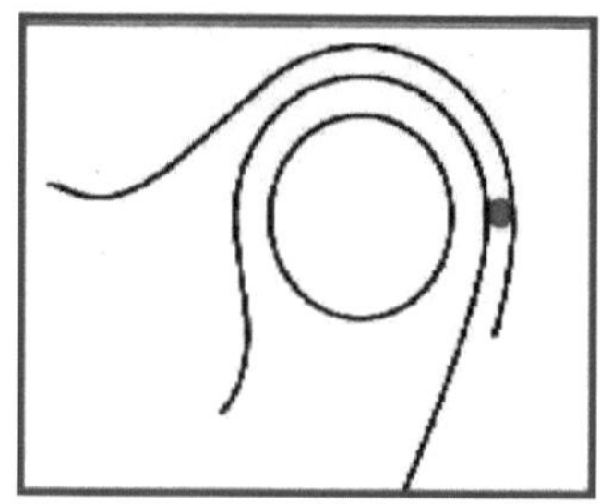

A relação mais retruída da mandíbula com a maxila quando os côndilos se encontram na posição mais posterior e sem tensão na fossa glenoide, a partir da qual pode ser efectuado um movimento lateral, num determinado grau de separação da mandíbula.

2] Glossário de termos de prótese dentária (2) [1960] -

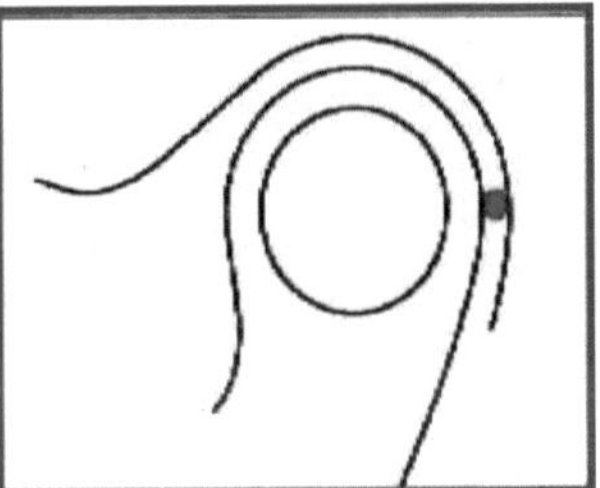

A relação fisiológica mais retruída da mandíbula com a maxila para e a partir da qual o indivíduo pode efetuar movimentos laterais.

3] Glossário de termos de prótese dentária (3) [1968] -

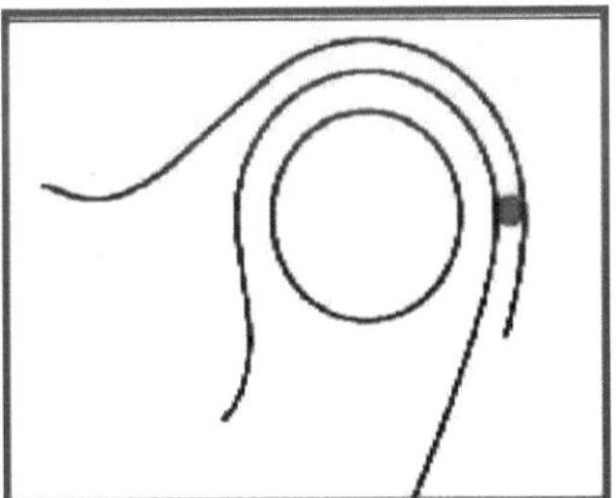

Relação mais retruída da mandíbula com a maxila quando os côndilos estão na posição mais posterior e sem tensão da fossa glenoide a partir da qual o movimento lateral pode ser efectuado num determinado grau de separação da mandíbula.

<u>**4| Glossário de termos de prótese dentária (4) |1977| -**</u>

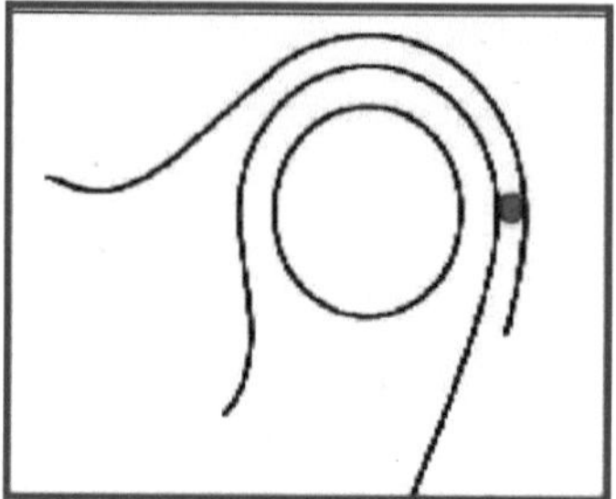

A relação cêntrica pode ser definida como a posição mais posterior do maxilar inferior em relação ao maxilar superior a partir da qual é possível efetuar um movimento lateral numa determinada dimensão vertical.

<u>**5| Glossário de termos de prótese dentária (5) |1987| -**</u>

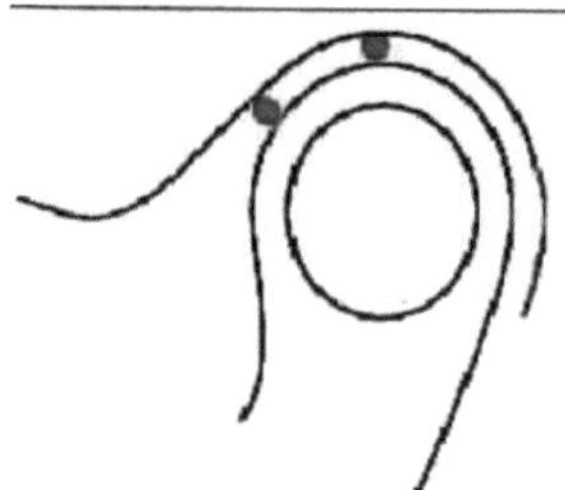

A relação cêntrica pode ser definida como a relação maxilomandibular em que os côndilos se articulam com a posição avascular mais fina do respetivo disco, com o complexo na posição anterior superior contra as vertentes da eminência articular. Esta posição é independente do contacto dentário.

Esta posição é clinicamente discernível quando a mandíbula é direcionada superiormente e anteriormente.

Limita-se ao movimento puramente rotativo em torno do eixo horizontal transversal.

<u>**6] Glossário de termos de prótese dentária (6) [1994] -**</u>

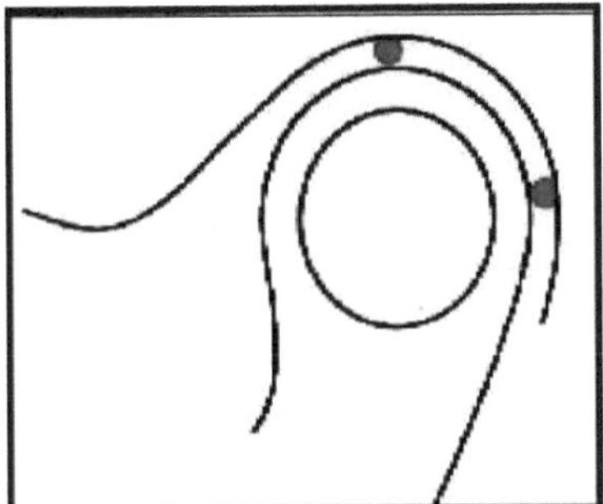

A relação cêntrica pode ser definida como a relação entre a mandíbula e a maxila quando os côndilos se encontram na posição mais superior e mais recuada na fossa glenoide.

<u>**7] Glossário de termos de prótese dentária (7) [1999] -**</u>

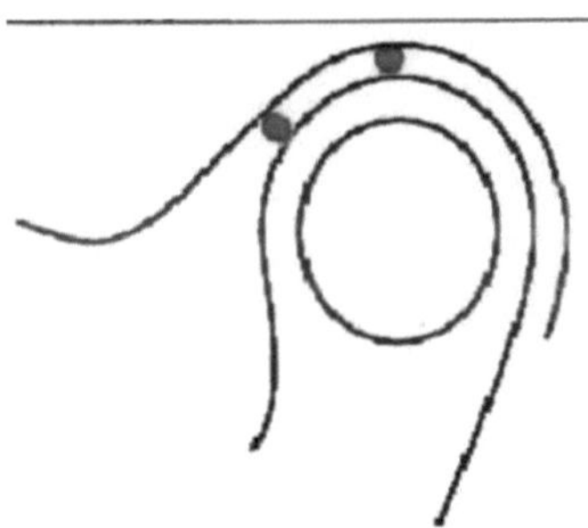

A relação cêntrica pode ser definida como a posição clinicamente determinada da mandíbula, colocando ambos os côndilos na posição superior anterior. Esta posição pode ser determinada num doente sem alterações dolorosas na articulação temporomandibular.

Explicação das definições do glossário

As definições diferem principalmente nas posições condilares que mencionam. A relação cêntrica deve ser considerada como uma posição funcional e não como uma posição estática na fossa glenoide. A partir da sua posição retruída permitida, o côndilo é apoiado ântero-superiormente contra a vertente distal da eminência. Na posição estática, a mandíbula está numa localização retruída e durante a função os côndilos estão apoiados anterosuperiormente contra a vertente distal da eminência. A posição RUM e anterosuperior do côndilo representa a posição morfológica do côndilo na articulação. É desejável que o côndilo funcione numa posição de apoio anterior-superior e não num apoio superior recuado. O apoio posterior é prejudicial para as estruturas retrodiscais. Se isto for tido em consideração, então não há qualquer argumento entre a definição anterior e a atual de Relação Cêntrica. O termo "sem tensão" refere-se à tensão nos ligamentos e não nos músculos. A posição de repouso é a única posição sem tensão dos músculos. Há contração tónica em todas as outras posições. A relação cêntrica é a posição corporal do maxilar inferior contra o maxilar superior. Clinicamente, esta posição pode ser alcançada se o conceito de retrusão for aceite. A posição condilar é uma posição intra-articular e não pode ser visualizada clinicamente.

A definição da GPT 5 pode ser considerada a definição funcional, enquanto a definição da GPT 4 pode ser considerada a definição morfológica estática. Ambas podem ser aceites.

FUNCTIONAL DEFINITION	STATIC MORPHOLOGIC DEFINITION
GPT- 5 DEFINITION, REFERRING TO ANTEROSUPERIOR CONDYLAR POSITION OBTAINED DURING MASTICATION AND SWALLOWING	GPT - 4 DEFINITION REFERRING TO THE MOST RETRUDED UNSTRAINED MANDIBULAR POSITION USUALLY OBTAINED AND VISUALIZED CLINICALLY DURING RECORDING OF CENTRIC RELATION

<u>Glossário de Termos de Prótese Dentária (5) [1987]</u> Definição Morfológica Estática - A relação cêntrica pode ser definida como a relação maxilomandibular em que os côndilos se articulam com a posição avascular mais fina do respetivo disco, com o complexo na posição anterior superior contra as vertentes da eminência articular. Esta posição é independente do contacto com os dentes. Esta posição é clinicamente discernível quando a mandíbula é direcionada superiormente e anteriormente. É restrita ao movimento puramente rotatório em torno do eixo horizontal transversal.

Glossário de termos prostodônticos (4) [1977] - Definição funcional - A relação cêntrica pode ser definida como a posição mais posterior do maxilar inferior em relação ao superior, a partir da qual se pode efetuar um movimento lateral numa determinada dimensão vertical.

C] <u>SIGNIFICADO CLÍNICO DA RELAÇÃO CÊNTRICA</u>

1) A relação cêntrica é a única posição que pode ser repetida e reproduzida rotineiramente pelo paciente. É a posição mais estável e sem tensão dos maxilares.

2) A montagem dos moldes em relação cêntrica elimina o problema de determinar a que distância anterior a esta posição mais retruída deve ser estabelecida a oclusão cêntrica.

3) A relação cêntrica é o ponto de partida exato para outros ajustes do articulador, como as guias condilares horizontal e lateral.

4) É muito provável que os dentes artificiais opostos entrem em contacto em relação cêntrica devido à perda de propriocepção.

5) Um registo preciso da relação cêntrica orienta o molde inferior na relação correta com o eixo de abertura do articulador.

6) Os movimentos funcionais, como a mastigação e a deglutição, são efectuados a partir da sua posição mais livre de tensão.

7) O molde deve ser montado numa relação cêntrica, porque é o ponto a partir do qual todos os movimentos podem ser efectuados no articulador.

8) É uma entidade definida, pelo que é utilizada como ponto de referência para estabelecer a oclusão em casos edêntulos e dentados.

9) Trata-se de uma relação osso a osso, independentemente da presença ou ausência de dentes.

10) A função muscular máxima e as pressões de mordida máximas só são atingidas numa posição cêntrica.

D] <u>Retrusão da mandíbula para uma relação cêntrica</u>

1)   Fechar os dentes de trás.

2)   Pedir ao doente para ter a sensação de empurrar o maxilar superior para fora e fechar os dentes de trás

3)   Pedir-lhe que faça a protrusão e a retrusão da mandíbula, segurando o queixo com o dedo.

4)   Pedir-lhe para fazer retroceder a língua para a parte posterior do palato e depois fechar.

5)   Pedir ao doente para fechar os dentes de trás repetidamente.

6)   Palpar os músculos temporal e massetor para relaxar

7)   Inclinar a cabeça do doente para trás enquanto são efectuados vários exercícios.

<u>Guia do operador</u>

1)   Orientação do ponto de queixo - Goichet (1970)

2)   Método dos três dedos - Peter Thomas (1980)

3)   Método bimanual - Peterson Dawson (1974)

E]   <u>DIFICULDADES NA RETRUSÃO DA MANDÍBULA</u>

1)   Biológico

2)   Fisiológico

3)   Mecânica

F]   <u>FACTORES QUE INFLUENCIAM OS REGISTOS DE RELAÇÕES CENTRADAS</u>

1)   Resiliência do tecido

2)   Estabilidade da base de registo.

3)   Articulação temporomandibular e estruturas a ela associadas

4)   Quantidade de pressão aplicada durante o registo

5)   Técnica e dispositivo utilizados.

6)   Competência do dentista

7)   Saúde e cooperação do paciente

8) Postura do doente

9) Relação maxilomandibular

10) Quantidade e caraterísticas da saliva

11) Tamanho e postura da língua.

G] <u>MÉTODOS DE REGISTO DA RELAÇÃO CÊNTRICA EM DESDENTADOS</u>

<u>PACIENTES</u>

A) Método fisiológico -

    1) Método de registo de controlo tátil ou interoclusal.

    2) Método sem pressão

    3) Método da pressão

B) Método funcional -

    1) Método da casa da agulha.

    2) Método Patterson.

C) Método gráfico -

    1) Intra-oral

    2) Extra-oral

D) Localização do eixo da dobradiça do terminal

E) Método radiográfico.

F) Outros métodos de registo da relação centrada

H] <u>MÉTODOS DE VERIFICAÇÃO DA RELAÇÃO CÊNTRICA</u>

A) Método gráfico

B) Método Radiográfico

C) Método de deglutição

I] <u>PRESSÃO V/S PRESSÃO MENOS CONCEITOS</u>

Existem dois conceitos básicos na criação de um registo de relações centrado.

Conceito 1: - O registo deve ser efectuado com uma **pressão de fecho mínima**, para que o tecido que suporta as bases não seja deslocado durante o registo.

Objetivo: - Faz com que os dentes opostos se toquem uniforme e simultaneamente no seu primeiro contacto. O contacto uniforme dos dentes não estimula o paciente a apertar e relaxar os músculos de fecho no período entre a mastigação.

Conceito 2: - O registo deve ser efectuado sob **forte pressão de fecho**, de modo a que os tecidos sob a base de registo sejam deslocados durante o registo.

Objetivo: - Produz a mesma deslocação dos tecidos moles que existiria quando é aplicada uma forte pressão de fecho à prótese. Assim, as forças oclusais serão distribuídas sobre a crista residual de suporte, quando as próteses estão sob forte carga oclusal.

1) Sentido tátil ou método de registo de verificação interoclusal: -

SR. NO.	YEAR	PIONEERS	WORK DONE
1.	1756	Phillip Pfaff	'Mush', 'biscuit' or 'Squash' bite (Wax or Compound)
2.	1905	Christensen	'Impression wax' for bite
3.	1910	Greene	Pressometer-equalized pressure Modeling compound 'mush bite ' with a plaster wash Occlusal rims→stable base Soften one rims & close to a determined V.D.O.
4.	1929	Hanau	10 second jaw apart- muscle fat lines for orientation Equalization of pressure - coined the word REALEFF
5.	1932	Schyuler	Recording medium density and viscosity stressed upon
6.	1939	Wright	Removal of posterior portion of mandibular rim & then using softened 4 factors –tissues resiliency, saliva, fit bases & pressure applied.
7.	1950	Prothero	Attached rims with staple pins or sealing with hot instrument (at VDO)
8.	1954	Brown	Repeated closures in softened wax rims
9.	1955	Trapozzano	Wax check-bite method
10.	1955 1964	Payne, Hickey	Preference from plaster as interocclusal record material because less material placed
11.	1959	Boss	When recording Centric relation avoid torsion. (plaster or Zoe more accurate than wax or compound)

<u>**2) Método estático ou de redução de pressão -**</u>

SR. NO.	YEAR	PIONEER WORKER	WORK DONE
1.	1953	Hanau, Black	Zero pressure philosophy
2.	1953	Schuyler, Payne, Trapozzano	Light pressure philosophy

<u>**3) Método funcional -**</u>

Sr. No.	Year	Pioneers	Work done
1.	1910	Greene	Used pumice & plaster mixture in one of the rims & instructed the patient to grind the rims together (denture teeth set on the generated path.)
2.	1918	Frahm	Use of a Messerman central bearing point tracer. 4 pins are attached in 1st bicuspid & 2nd molar region on right & left sides. Advantage: By placing the pins in this position a window can be cut in the anterior portion to observe the tracing appliance.
3.	1927	Needles	2 studs on maxillary rim which cut arrow tracing in mandibular compound rims.
4.	1923	Essig & Patterson	Trough in the upper and lower rims filled with mixture of equal parts of sand & plaster or carborundum powder & plaster.
	1930	Phillips	2 or 3 tracers
5.	1934	Meyer	Soft wax occlusion rims. Tinfoil was placed over the wax & lubricated. Functional movements were made to generate a wax path & plaster index made.
6.	1940	Boos	Gnathodynamometer to determine vertical & horizontal position at which a maximum biting force could be produced.

<u>**4) Métodos gráficos -**</u>

SR. NO.	YEAR	PIONEERS	WORK DONE
1.	1866	Balkwill	Early graphic recordings based on mandibular movement. The intersection of the arcs produced by right & left condyles formed the apex of gothic arch tracing
2.	1897	Hesse	First 'needlepoint' tracing
3.	1910	Gysi	Extra-oral tracer Gothic arch tracing had only a 5° error whereas wax & compound bites had a 25° error.
4.	1911	Clapp	Gysi tracer attached to the impression tray
5.	1922	Phillips	Central bearing device
6.	1926	Tench	Gothic arch tracing was the only means that should be used.
7.	1927	Hanau	Gothic arch tracing was satisfactory to check records but not for universal usage.
8.	1929	Stansberry Hall	Curved plate with a 4inch radius (corresponding to monsoon's curve) mounted on upper rim Plaster Inter –occlusal biconcave Compound centric registration
9.	1952	Sears	Sears Recording Trivet
10.	1952	Robinson	Equilibrator – a tracing system with hydraulic system & 4 bearing pistone (one each in bicuspid and molar region)
11.	1955	Pleasure	Plastic disk attached to the tracing plate with a hole over the apex of gothic arch (not to change V.D.)
12.	1957	Silverman	Intraoral tracer to locate the biting point.

5) <u>Cefalometria / Método Radiográfico -</u>

Sr. No.	Year	Pioneers	Work done
1.	1952	Pyott Schaeffer	Use of cephalometrics to record centric relation.

6) <u>Eixo da dobradiça</u>

SR. NO.	YEAR	PIONEER	CONCEPT
1.	1865	Balkwill	Mandible turns around an axis that runs through both condyles during opening and closing movements
2.	1907	Snow	'Arbitrary face bow'
3.	1921	McCollum and Stuart	'Kinematic face bow'
4.	1958	Page H.	Transographics
5.	1959	Weinberg	Counter argued concept of transographics

7) Localização do ponto médio anatómico para um eixo de articulação arbitrário

INVESTIGATOR	LAND MARKS		MEASUREMENTS
	From	To	
SNOW	Tragus of ear	Outer canthus of eye	11-13 mm
BOUCHER	Top of the tragus	Outer canthus of eye	13 mm
HANAU	Anterior to auditory meatus	Corner of eye	13 mm
HEARTWELL	Middle of the tragus	Outer canthus of eye	12 mm
SWENSON	Upper part of tragus	Corner of eye	11 mm
BOUCHER, BEYRON, SCHALLHORN, BECK	Posterior margin and centre of tragus	Outer canthus of eye	13 mm
GYSI	Posterior margin and centre of tragus	Outer canthus of eye	10 mm
BERGSTROM	Posterior margin and spherical insert for auditory meatus	On an line parallel to and 7 mm below FH plane	10 mm

INVESTIGATOR	From	To	MEASUREMENTS
TETRUCK, LUNDEEN	Posterior margin from the base of the tragus	Outer canthus of the eye	13 mm
SIMPSON (Campers line)	Superior border of tragus	Lower edge of nostril	10 mm
BECK	Centre of external auditory meatus	7 mm below FH Plane	10 mm

K] REGISTO DA RELAÇÃO CÊNTRICA EM PACIENTES DENTADOS

A]   Procedimentos de registo interoclusal de cera direta

B]   Técnicas de paragem anterior

C]   Utilização de bases pré-adaptadas

D]   Técnicas de ponto de apoio central

L] **<u>SUPORTES DE REGISTO</u>**

1)   Cera

2)   Gesso dentário

3)   Pasta de óxido de zinco eugenol

4)   Composto de impressão

5)   Resina acrílica de cura a frio

6)   Silicones

<u>M] CORRELAÇÃO DA RELAÇÃO CÊNTRICA COM A OCLUSÃO CÊNTRICA, A DIMENSÃO VERTICAL E O EIXO DA DOBRADIÇA</u>

A relação vertical deve ser registada primeiro com precisão e tem de ser mantida durante todo o processo de fabrico da prótese. É permitida uma alteração na dimensão vertical em caso de transferência cinemática do eixo da dobradiça até 2 mm no pino incisal. A razão para isto é que existe uma rotação pura do côndilo no eixo horizontal transversal. Qualquer nova oclusão a ser desenvolvida, seja para pacientes desdentados ou dentados, deve estar em relação cêntrica. Por outras palavras, a intercuspidação deve ser obtida em relação cêntrica. O eixo horizontal transversal obtido cinemática ou arbitrariamente deve ser transferido com exatidão para o articulador e a oclusão cêntrica deve ser desenvolvida nesta posição.

J] <u>CÊNTRICO PONTUAL *V/S* CÊNTRICO LONGO</u>

Uma ligeira liberdade de movimento anteroposterior e lateral em relação cêntrica é preferível a uma intercuspidação apertada. Isto é defendido tanto para os doentes edêntulos como para os dentados, uma vez que uma ligeira liberdade ajudaria a reduzir as forças oblíquas na prótese e nas estruturas subjacentes. Isto significaria a preservação do periodonto nos pacientes dentados e dos tecidos basais nos pacientes edêntulos.

 MÉTODO SUGERIDO PARA REGISTAR A RELAÇÃO DE MANDÍBULA

As bases superior e inferior devem estar prontas antes da chegada do doente. Quando o doente chega, devem ser experimentadas para verificar a sua estabilidade, retenção, apoio e extensões. Se todos estes aspectos forem satisfatórios, só então se pode proceder aos registos da relação dos maxilares.

Ajuste do rebordo maxilar

1. Sentar o doente confortavelmente na cadeira dentária com a cabeça direita.

2. Contornar o rebordo maxilar de acordo com a estética

3. Ajustar o plano maxilar, anteriormente paralelo à linha interpupilar e posteriormente ao plano de Campers.

4. Marcar as linhas de referência - linha média, linha canina e as linhas do lábio superior e inferior.

Dimensão vertical do repouso

5. Estabelecer a dimensão vertical de repouso. Isto deve ser efectuado com o rebordo maxilar na boca. A mandíbula pode ser posta em repouso, quer fazendo o doente relaxar, quer dizendo palavras que terminem em "m".

Dimensão vertical da oclusão

6. Colocar cera amolecida sobre a base da dentadura mandibular e selá-la vestibular e lingualmente à base. Pede-se ao doente que toque com a língua no palato posterior e feche gradualmente a boca com o mínimo de pressão. A boca é fechada até a medição ser 2-3 mm inferior à VDR.

7. A dimensão vertical é novamente verificada utilizando a fonética, a estética e o espaço de fala mais próximo de Silverman. Pede-se ao doente que diga palavras terminadas em "m" e que relaxe. Isto coloca a mandíbula na posição de repouso. Os lábios são separados para visualizar o espaço livre de 2-3 mm na região prémolar dos rebordos.

Registos de relações centradas

8. O doente é então treinado para entrar em relação cêntrica. É preferível um método de manipulação com três dedos. Pede-se ao doente que toque com a língua no

palato posterior e o operador guia-o lentamente. As bordas superior e inferior devem tocar-se uniformemente. Nesta posição, transferir a linha média e as linhas dos caninos para o bordo mandibular.

9. Este procedimento é repetido até que as linhas médias e as linhas caninas dos rebordos coincidam de cada vez. A realização do procedimento por 3-4 vezes com o mesmo resultado treinará o paciente.

Assegurar a relação

10. Para o efeito, é utilizado o método de corte e entalhe.

11. São removidos até 3 mm de cera de cada lado do rebordo oclusal mandibular, desde a região dos pré-molares até à extremidade distal. É cortado um entalhe na área correspondente do rebordo oclusal maxilar. Os entalhes assemelham-se a um vale em forma de "V" que atravessa totalmente a largura do rebordo oclusal. O corte anterior deve ser mais reto em comparação com o corte posterior e impede a rotação do registo.

12. Está preparado um entalhe anterior ao entalhe. Este também tem a forma de V mas não se estende ao longo do rebordo. Estende-se na superfície vestibular do rebordo e impede o movimento lateral do registo.

13. Em seguida, aplica-se vaselina nas fendas e nos entalhes.

14. A cera amolecida é colocada no canal criado no rebordo mandibular.

15. O rebordo mandibular é colocado na boca e o doente é orientado para a relação cêntrica. O paciente é instruído a fechar a boca gradualmente sem aplicar pressão excessiva. Quando as jantes se tocam, verifica-se a co-incisão das linhas médias e das linhas dos caninos. Isto indica que os registos cêntricos estão corretos. A cera deve fluir corretamente para as fendas e entalhes em ambos os lados.

16. Os aros são retirados da boca e arrefecidos em água gelada. Os aros são separados e a cera excessiva é removida. Os aros são recolocados na boca. O paciente é novamente orientado e a relação cêntrica é novamente verificada. Se estiver correta, os aros são retirados da boca e selados com uma espátula quente. Podem então ser montadas.

<u>REFERÊNCIAS</u>

1. **Dawson PE**. Avaliação, Diagnóstico e Tratamento de Problemas Oclusais. St. Louis 1989; The C.V. Mosby Co.

2. **McCollum BB.** Um relatório de investigação.

3. **Schlosser RO.** Uma consideração de alguns dos principais factores que contribuem para o desenvolvimento da máxima eficiência e para o prolongamento da vida útil das próteses imediatas completas. J Prosthet Dent. 1955;5(4):452-64.

4. **Thompson JR**. Distúrbios Temporomandibulares: Diagnóstico e tratamento dentário da ATM. Springfield, III. 1951; Charles C. Thomas Publishers.

5. **Craddock W.** Complete dentures- an art and science (Dentaduras completas - uma arte e uma ciência). 1951. Segunda edição. St. Louis. CV Mosby Co.

6. **Posselt U.** Estudos sobre a mobilidade da mandíbula humana. Ata. Odontol. Scand. 1952; 19: 160

7. Relação centrada **em ER de Granger.** J. Prosthet. Dent. 1952; 2: 160.

8. **Hickey CJ, Zarb GA, Bolender CL.** Tratamento protético de Boucher para o paciente edêntulo. Nona edição. The CV Mosby Co, 1985.

9. **Sicher H.** Posições e movimentos da mandíbula. JADA. 1954;48:620-5.

10. **Boucher CO.** Swenson's Complete Denture Prosthodontics Third Edition, St. Louis, 1959; The C.V. Mosby Co.

11. **Boos RH.** Relação cêntrica e áreas funcionais. J Prosthet Dent. 1959;9(2):191-6 .

12. **Stuart CE.** Boa oclusão para dentes naturais. J. Prosthet. Dent. 1969; 19: 553555.

13. **Academia de Prótese Dentária.** Glossário de Termos de Prótese Dentária -5th Ed- J. Prosthet. Dent. 58;1987

14.   **Sociedade Americana de Equilíbrio;** 1977

15.   **Celenza FV.** Gestão oclusal em odontologia conformativa. J. Prosthet. Dent. 1978;36(2):164-170.

16.   **Academia Internacional de Gnatologia.** O Glossário de Termos Oclusais, 1979.

17.   **Sociedade Americana de Equilíbrio;** 1987.

18.   **Academia de Prótese Dentária.** Glossário de Termos de Prótese Dentária - 1st Ed- J. Prosthet. Dent. 6; 1956.

19.   **Academia de Prótese Dentária.** Glossário de termos prostodônticos -2nd Ed- J. Prosthet. Dent. 13;1960.

20.   **Academia de Prótese Dentária.** Glossário de Termos de Prótese Dentária - 3rd Ed- J. Prosthet. Dent. 20;1968.

21.   **Academia de Prótese Dentária.** Glossário de termos protéticos - 4th Ed- J. Prosthet. Dent. 38;1977.

22.   **Academia de Prótese Dentária.** Glossário de Termos de Prótese Dentária - 6th Ed- J. Prosthet. Dent. 71;1994.

23.   **Academia de Prótese Dentária.** Glossário de Termos de Prótese Dentária - 7th Ed- J. Prosthet. Dent. 81;1999.

24.   **Academia de Prótese Dentária.** Glossário de Termos de Prótese Dentária - 8th Ed- J. Prosthet. Dent. 94;2005.

25.   **Salomão EGR.** Introdução à gnatologia. 1993. Actas do curso para a Indian Prosthodontic Society.

26.   **Stuart CE. Stallard H.** Princípios envolvidos na restauração da oclusão de dentes naturais. J. Prosthet. Dent. 1960; 10: 304-313.

27.   **Ramfjord SP, Ash MM.** Oclusão. Segunda Ed. 1971. Filadélfia, W.B. Saunders's Co.

28.   **Shanahan TEJ.** Dimensão vertical fisiológica e relação cêntrica J. Prosthet.

Dent.

29. **Jarabak JR.** Uma análise electromiográfica do comportamento muscular nos movimentos mandibulares em posição de repouso. J. Prosthet. Dent. 1957; 7(5): 510-516

30. **Kapur KK, Yurkstas AA.** Uma avaliação dos registos da relação cêntrica obtidos por várias técnicas. J. Prosthet. Dent. 1957; 7(6), 770-786.

31. **Posselt U.** Movimento de dobradiça terminal da mandíbula. J. Prosthet. Dent. 1960; 10(3), 436-440.

32. **Brotman DN.** Eixos de dobradiça: Parte I. O eixo transversal da charneira J. Prosthet. Dent. 1960; 10 (3), 436-440.

33. **McCollum BB.** O eixo da dobradiça mandibular e um método para o localizar. J. Prosthet. Dent. 1960; 10 (3), 428-435.

34. **Brotman DN.** Significado geométrico do eixo transversal J. Prosthet. Dent. 1960; 10 (4), 631-636.

35. **Foldvari I.** Registo da relação cêntrica para próteses sobre implantes. J. Prosthet. Dent. 1962; 12 (3), 584-587.

36. **Jamieson CH.** Discussão da anatomia da articulação temporomandibular no que diz respeito à relação cêntrica. J. Prosthet. Dent. 1962; 12 (3), 473-475.

37. **Boucher LJ.** Anatomia da articulação temporomandibular no que diz respeito à relação cêntrica. J. Prosthet. Dent. 1962; 12 (3), 464-472.

38. **Baraban DJ.** Estabelecimento da relação cêntrica e da dimensão vertical na reabilitação oclusal. J. Prosthet. Dent. 1962; 12 (6), 1157-1165.

39. **La Perla F.** Determinação do "eixo da dobradiça". J. Prosthet. Dent. 1964; 14 (4), 651-666.

40. **Hughes GA.** Discussão dos "factores que influenciam os registos da relação cêntrica em bocas edêntulas". J. Prosthet. Dent. 1964; 14 (6), 1066-1068.

41. **Kapur KK, Yurkstas AA.** Factores que influenciam os registos da relação cêntrica em bocas edêntulas. J. Prosthet. Dent. 1964; 14 (6), 1054-1065.

42. **Gottsegen R.** Relação cêntrica: O ponto de vista de um Periodontista. J. Prosthet. Dent. 1966; 16 (6), 1034-1038.

43. **Teleruck WR, Lundeen HC.** A precisão de um arco facial de orelha. J. Prosthet. Dent. 1966; 16 (6), 1039-1046.

44. **Vierheller PG.** Um método funcional para estabelecer relações maxilomandibulares cêntricas verticais e tentativas. J. Prosthet. Dent. 1968; 19 (6), 587-593.

45. **Wirth CG.** Registos da relação cêntrica interoclusal para moldes articulares montados. Dent Clin North Am. 1971; 15(3), 627-640.

46. **Rapuano JA, Vinton PW.** Registo da relação cêntrica com um registo de mordida de verificação de cera interoclusal. J Acad Gen Dent. 1971; 19(4), 24-29.

47. **Lucchini JP, Lavigne J, Spirgi M, Mever JM.** Relação cêntrica I - Contribuição para o estudo da fiabilidade de 3 materiais para o registo interoclusal. SSO Schweiz Monatsschr Zahnheilkd. 1975; 85(3), 229-238.

48. **McCoy RB, Shryoek EF, Lundeen HC.** Um método de transferência de dados de movimento mandibular para armazenamento em computador. J. Prosthet. Dent. 1976; 36 (5), 510-516.

49. **Wirth CG, Lundeen HC, Gibbs CH, Shryoek EF, Mahan PE, Zunka CA, Wilkins JS.** Mastigação e movimentos da borda superior medidos nos côndilos mandibulares. J. Prosthet. Dent. 1976; 36 (5), 500.

50. **Lavigne J, Lucchini JP, Spirgi M, Mever JM.** Relação cêntrica I - Contribuição para o estudo da fiabilidade de 3 materiais para o registo interoclusal. SSO Schweiz Monatsschr Zahnheilkd. 1977; 87(1), 1-9.

51. **Ismail YH, Rokni A.** Estudo radiográfico da posição condilar em relação cêntrica e oclusão cêntrica. J. Prosthet. Dent. 1980; 43 (3), 327-30.

52. **Mongini F.** Relação entre a articulação temporomandibular e os traçados pantográficos dos movimentos mandibulares. J. Prosthet. Dent. 1980; 43 (3),

331-37.

53.   **Walker PM.** Discrepâncias entre o eixo da dobradiça arbitrário e o verdadeiro.
        J. Prosthet. Dent. 1980; 43 (3), 279-85.

54.   **Razek MKA.** Avaliação clínica dos métodos utilizados na localização do eixo
        da dobradiça mandibular. J. Prosthet. Dent. 1981;46(4):369-73.

55.   **Mongini F, Capurso U.** Factores que influenciam os traçados pantográficos
        dos movimentos do bordo mandibular. J. Prosthet. Dent. 1982; 48 (5): 585-98.

56.   **George JP.** Utilização do cinesiógrafo para medir os movimentos
        mandibulares durante a fala - um estudo piloto. J. Prosthet. Dent. 1983; 49 (2):
        263-70.

57.   **Goldstein DF, Kraus SL, Williams WB, Ray MG.** Influência da postura
        cervical nos movimentos mandibulares. J. Prosthet. Dent. 1984; 52 (3): 421-6.

58.   **Dedmon HW.** Embraiagens de pantógrafo melhoradas fabricadas
        intraoralmente. J. Prosthet. Dent. 1985; 53 (3): 332-4.

59.   **Ghalichebaf M., Chaliam VA, Bogan RL.** Um método de luz intermitente
        para registar a relação cêntrica. J. Prosthet. Dent. 1986; 55 (2): 221-5.

60.   **Rosner D., Goldberg GF.** Correlação entre a posição de contacto condilar
        retruída e a posição intercuspídea em pacientes dentados. Parte I - Análise 3D
        de registos condilares. J. Prosthet. Dent. 1986; 56(2):230-9.

61.   **Carroll WJ, Woelfel JB, Huffman RW.** Aplicação simples do gabarito
        anterior ou do gabarito de folha na prática clínica de rotina. J. Prosthet. Dent.
        1988; 59(5): 611-7.

62.   **Gerrow D, Raimer WC.** Erros potenciais na utilização de um pantógrafo
        computorizado. J. Prosthet. Dent. 1989;61(2): 155-60.

63.   **Shi CS, Ouyang G, Guo TW.** Um estudo comparativo da mastigação entre
        utilizadores de próteses completas e indivíduos dentados. J. Prosthet. Dent.
        1991;66(4): 505-9.

64.   **Katona TR.** Um modelo matemático de protrusão mandibular. J. Prosthet.
        Dent. 1991;66(5): 699-705.

65. **Kang JH, Chung SC, Fricton JR.** Movimentos normais da mandíbula no incisivo mandibular. J. Prosthet. Dent. 1991;66(5): 687-692.

66. **Krantz WA, Adrian ED, Ivanhoe JR.** Combinação de impressões finais e registos da relação cêntrica do maxilar numa consulta, utilizando uma técnica de bloqueio irreversível com hidrocolóide. J. Prosthet. Dent. 1991;66(6): 821-2.

67. **Penchas J, Mohamed S.** Um método simplificado para registar a relação cêntrica ao fazer talas oclusais para pacientes dentados. J. Prosthet. Dent. 1993;70(4): 378-9.

68. **Latta GH.** Influência da periodicidade circadiana na reprodutibilidade dos registos da relação cêntrica em pacientes edêntulos. J. Prosthet. Dent. 1992;68(5): 780-3.

69. **Gross MD, Nemcovsky CE.** Investigação dos efeitos de uma inclinação de orientação lateral variável no registo pantrónico do movimento do bordo mandibular: parte II. J. Prosthet. Dent. 1993;70(4): 336-44.

70. **Morales WCR, Goldman BM, Jackson RS.** Método simplificado para registar a amplitude de movimento mandibular. J. Prosthet. Dent. 1996;75(1): 56-9.

71. **Angyal J, Keszthelyi G.** Método verificável para registar a posição da relação cêntrica em arcadas dentadas com um ponto de apoio central. J. Prosthet. Dent. 1996;75(5): 579-80.

72. **Campos AA, Nathanson D, Rose L.** Reprodutibilidade e posição condilar da relação cêntrica maxilomandibular fisiológica na posição vertical e supina do corpo. J. Prosthet. Dent. 1996;76(3): 282-7.

73. **McKee J.R.** Comparação da repetibilidade da posição condilar para métodos normalizados e não normalizados de obtenção da relação cêntrica. J. Prosthet. Dent. 1997;77(3): 280-4.

74. **Fenlon M.R., Sheriff M., Walter J.D.** Associação entre a exatidão das

relações intermaxilares e a utilização de próteses completas. J. Prosthet. Dent. 1999;81(5): 520-5.

75. **Pagnano VO, Bezzon OL, Demattos MG, Rebeiro RF.** Avaliação clínica de materiais para registro interoclusal em relação cêntrica. Braz Dent J. 2000;11(1):41-7.

76. **Hatzi P, Millstein P, Maya A.** Determinar a exatidão da permutabilidade do articulador e a reprodutibilidade do eixo da dobradiça. J. Prosthet. Dent. 2001;85(3): 236-45.

77. **Alphano SG, Leopold RJ.** Utilização da zona neutra para obter registos da relação maxilomandibular em pacientes com próteses completas. J. Prosthet. Dent. 2001;85(6): 621-3.

78. **Nagy WW, Smithy TJ, Wirth CG.** Precisão de um ponto de eixo mandibular horizontal transversal pré-determinado. J. Prosthet. Dent. 2002;87(4): 387-94.

79. **Goto Y, Shor A, Chigurupati K, Rubenstein JE.** Uma bandeja de suporte de resina polimerizada leve como ajuda para registar a relação cêntrica. J. Prosthet. Dent. 2002;87(5): 578-80.

80. **Wagner A, Seemann R, Schicho K, Ewers R, Piehslinger E.** Uma análise comparativa da axiografia ótica e convencional para a análise dos movimentos da articulação temporomandibular. J. Prosthet. Dent. 2003;90(5): 503-9.

81. **Bernhardt O, Kuppers N, Rosin M, Meyer G.** Testes comparativos do registo arbitrário e cinemático do eixo horizontal transversal dos movimentos mandibulares. J. Prosthet. Dent. 2003;89(2): 175-9.

82. **Massad JJ, Connelly ME, Rudd KD, Cagna DR.** Dispositivo oclusal para avaliação diagnóstica das relações maxilomandibulares em pacientes edêntulos - Uma técnica clínica. J. Prosthet. Dent. 2004;91(6):586-90.

83. **Zonnenberg AJ, Mulder J, Sulkers HR, Cabri R.** Fiabilidade de um procedimento de medição para localizar uma posição de relação cêntrica determinada pelo músculo. Eur J Prosthodont Restor Dent.2004;12(3):125-8.

84.   **Hickey JC.** Relação cêntrica - Uma necessidade para próteses completas. Dent Clin North Am. 1969;13(3):587-600

85.   **Gray WK.** Anatomia de Gray. 2004. 39ª Ed. Churchill Livingstone, Reino Unido.

86.   **McCollum BB, Stuart CE.** A Research Report, South Pasadena, Calif: Scientific Press. 1955

87.   **Página HL.** Alguns conceitos confusos em articulação. Dent Digest. 1958; 64:716,120-4.

88.   **Beyron HL.** Oclusão óptima. Dent Clin North Am. 1969;13: 537-54

89.   **Gysi A.** O problema da articulação. Dent. Cosmos. 1910;52:1-19

90.   **Weinberg LA.** Eixo Transversal da Dobradiça - Real ou Imaginário. J. Prosthet. Dent. 1959;9:775-87.

91.   **Lúcia VA.** Conceitos gnatológicos modernos. Terceira ed. St Louis: CV Mosby Co. 1997.

92.   **Weinberg LA.** Função da ATM e o seu efeito na relação cêntrica. J. Prosthet. Dent. 1973;30:176-95.

93.   **Okeson PJ.** Fundamentals of oclusion and Temporomandibular disorders (Fundamentos de oclusão e distúrbios temporomandibulares). Segunda edição. The CV Mosby Co. 1985.

94.   **Bennett NG.** Uma contribuição para o estudo dos movimentos da mandíbula. Proc. Roy. Soc. Med. 1908;1:79-95. Reimpresso em J. Prosthet. Dent. 1958;8:41- 54.

95.   **Jankelson BH.** Aspectos neuromusculares da oclusão. Dent Clin North Am. 1979;23(2): 157-68.

96.   **Stuart CE. Stallard H.** Conceitos de oclusão - Que tipo de oclusão deve ser dada aos dentes recusados. Dent Clin North Am. 1963;7: 591-6.

97.   **Mann AW, Pankey LD.** Conceitos de oclusão - A filosofia PM da reabilitação

oclusal. Dent Clin North Am. 1963;7: 621-6.

98. **Schyuler CH.** Liberdade em cêntrica. Dent Clin North Am. 1969;13(3): 681-6.

99. **Grasso JE, Sharry J.** A duplicabilidade de traçados de pontas de seta em indivíduos dentados. J. Prosthet. Dent. 1968;20:106-9.

100. **Albert Solnit.** Correção Oclusal - princípios e prática. Quintessance Publishing Co, Inc. 1988.

101. **Heartwell CM, Rahn OA.** Syllabus de próteses completas. Quarta Ed. 1988, por Lea e Febiger.

102. **Trapozzano VR.** Leis da Articulação. J. Prosthet. Dent. 1963;13:34-9.

103. **Gysi A.** Dentes especiais para casos de mordida cruzada. Dent Digest. 1927;33:167-71.

104. **Schyuler CH.** Princípios fundamentais na correção da desarmonia oclusal; natural ou artificial. JADA 1935;22:1193-1202.

105. **Simpson G. W.** Uma ajuda colorida para a localização do eixo transversal horizontal de abertura e fecho da mandíbula. J. Prosthet. Dent. 1996;76(2):181-6.

106. **Moylan FJ.** A relação temporomandibular - maxilar. J. Prosthet. Dent. 1953;3(2):184-92.

107. **Payne SH.** Um conjunto posterior para satisfazer as necessidades individuais. Dent Digest. 1941;47:20-2.

108. **Kingery RH.** Uma revisão de alguns dos problemas associados à relação cêntrica. J. Prosthet. Dent. 1952;2(3): 307-19.

109. **Pyott JE, Schaeffer A.** Relação cêntrica e dimensão vertical através de roentgenogramas cefalométricos. J Prosthet Dent. 1954; 4(1):35-41.

110. **P. H. R. Wilson e A. Banerjee** Gravação da posição de contacto retruída: uma

revisão das técnicas clínicas BDJ (2004); 196, 395-402.

111. **Long HJ.** Localização da relação cêntrica com um medidor de folha. J Prosthet Dent 1963;29:608-10.

112. **Lúcia VO.** Uma técnica de registo da relação cêntrica. J Prosthet Dent 1964;14(3):492-505.

113. **Pagnano, Bezzon, Mattos, Ribeiro.** Avaliação clínica de materiais para registro interoclusal em relação cêntrica. Braz Dent J (2000) 11(1): 41-47.

114. **Winkler S.** Essentials of complete denture Prosthodontics (Fundamentos da Prótese Dentária Completa). PSG Publishing Co. 1988.

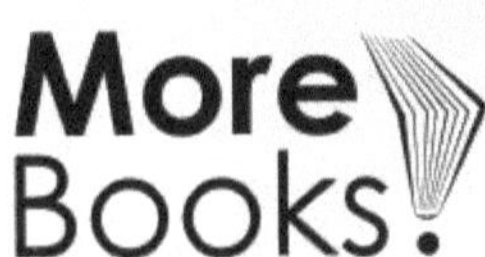

More Books!

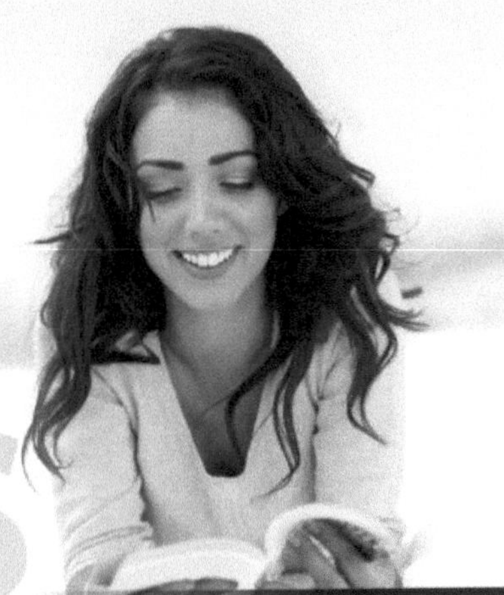

yes I want morebooks!

Buy your books fast and straightforward online - at one of world's fastest growing online book stores! Environmentally sound due to Print-on-Demand technologies.

Buy your books online at
www.morebooks.shop

Compre os seus livros mais rápido e diretamente na internet, em uma das livrarias on-line com o maior crescimento no mundo! Produção que protege o meio ambiente através das tecnologias de impressão sob demanda.

Compre os seus livros on-line em
www.morebooks.shop

info@omniscriptum.com
www.omniscriptum.com

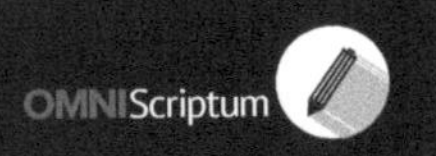
OMNIScriptum

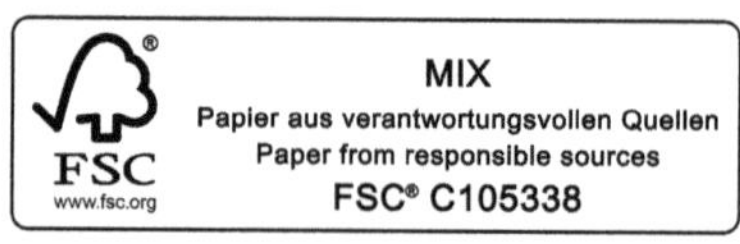

Printed by Books on Demand GmbH, Norderstedt / Germany